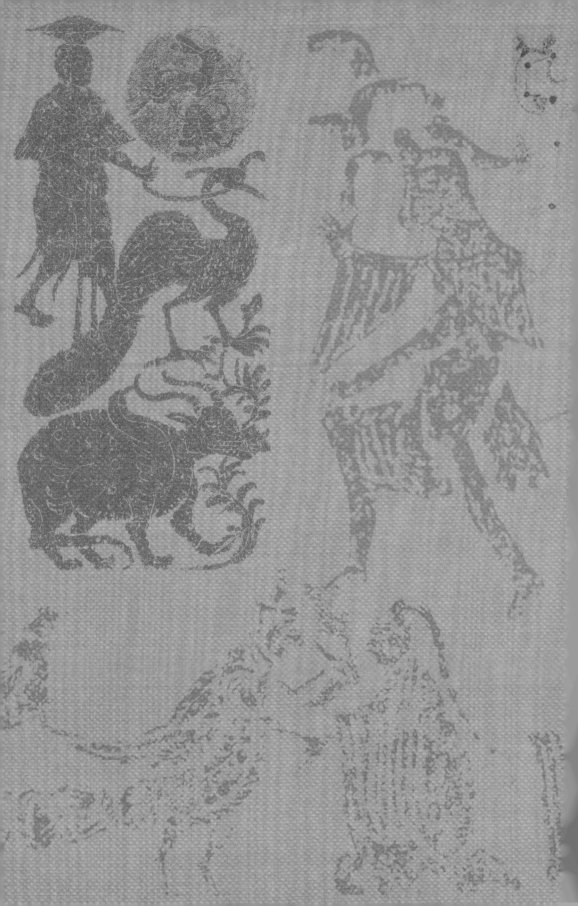

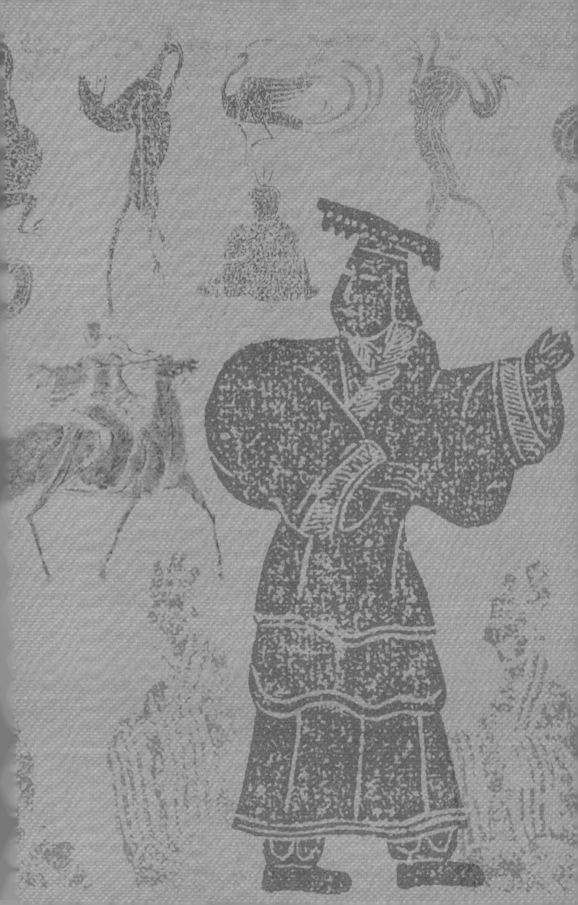

中国古医籍整理丛书（续编）

伤寒纪玄妙用集

元·尚从善　编次

江凌圳　赵景广　高晶晶　校注

全国百佳图书出版单位
中国中医药出版社
·北　京·

图书在版编目（CIP）数据

伤寒纪玄妙用集/（元）尚从善编次；江凌圳，赵
景广，高晶晶校注 . —北京：中国中医药出版社，
2024. 5

（中国古医籍整理丛书 . 续编）
ISBN 978 - 7 - 5132 - 8649 - 7

Ⅰ . ①伤… Ⅱ . ①尚… ②江… ③赵… ④高 Ⅲ .
①《伤寒论》- 研究 Ⅳ . ①R222. 29

中国国家版本馆 CIP 数据核字（2024）第 021744 号

中国中医药出版社出版

北京经济技术开发区科创十三街 31 号院二区 8 号楼
邮政编码 100176
传真 010 - 64405721
廊坊市祥丰印刷有限公司印刷
各地新华书店经销

开本 710×1000 1/16 印张 12.25 字数 142 千字
2024 年 5 月第 1 版 2024 年 5 月第 1 次印刷
书号 ISBN 978 - 7 - 5132 - 8649 - 7

定价 49. 00 元
网址 www. cptcm. com

服 务 热 线 010 - 64405510
购 书 热 线 010 - 89535836
维 权 打 假 010 - 64405753

微信服务号 zgzyycbs
微商城网址 https://kdt. im/LIdUGr
官方微博 http://e. weibo. com/cptcm
天猫旗舰店网址 https://zgzyycbs. tmall. com

前　言

　　中医药古籍是中华优秀传统文化的重要载体，也是中医药学传承数千年的知识宝库，凝聚着中华民族特有的精神价值、思维方法、生命理论和医疗经验，也是现代中医药科技创新和学术进步的源头和根基。保护好、研究好和利用好中医药古籍，是弘扬中华优秀传统文化、传承中医药学术、促进中医药振兴发展的必由之路，事关中医药事业发展全局。

　　中共中央、国务院高度重视中医药古籍保护与利用工作，有计划、有组织地开展了中医药古籍整理研究和出版。特别是党的十八大以来，一系列中医药古籍保护、整理、研究、利用的新政策相继出台，为守正强基础，为创新筑平台，中医药古籍事业迈向新征程。《中共中央 国务院关于促进中医药传承创新发展的意见》《关于推进新时代古籍工作的意见》《"十四五"中医药发展规划》《中医药振兴发展重大工程实施方案》等重要文件均将中医药古籍的保护与利用列为工作任务，提出要加强古典医籍精华的梳理和挖掘，推进中医药古籍抢救保护、整理研究与出版利用。国家中医药管理局专门成立了"中医药古籍工作领导小组"，以加强对中医药古籍保护、整理研究、编辑出版以及古籍数字化、普及推广、人才培养等工作的统筹，持续推进中医药古籍重大项目的规划与组织。

2010年，财政部、国家中医药管理局设立公共卫生资金专项"中医药古籍保护与利用能力建设项目"。2018年，项目成果结集为《中国古医籍整理丛书》正式出版，包含417种中医药古籍，内容涵盖了医经、基础理论、诊法、伤寒金匮、温病、本草、方书、内科、外科、女科、儿科、伤科、眼科、咽喉口齿、针灸推拿、养生、医案医话医论、医史、临证综合等门类，时间跨越唐、宋、金元、明以迄清末，绝大多数是第一次校注出版，一批孤本、稿本、抄本更是首次整理面世。第九届、第十届全国人大常委会副委员长许嘉璐先生听闻本丛书出版，欣然为之作序，对本项工作给予高度评价。

2020年12月起，国家中医药管理局立项实施"中医药古籍文献传承专项"。该项目承前启后，主要开展重要古医籍整理出版、中医临床优势病种专题文献挖掘整理、中医药古籍保护修复与人才培训、中医药古籍标准化体系建设等4项工作。设立"中医药古籍文献传承工作项目管理办公室"，负责具体管理和组织实施、制定技术规范、举办业务培训、提供学术指导等，全国43家单位近千人参与项目。本专项沿用"中医药古籍保护与利用能力建设项目"形成的管理模式与技术规范，对现存中医药古籍书目进行梳理研究，结合中医古籍发展源流与学术流变，特别是学术价值和版本价值的考察，最终选定40种具有重要学术价值和版本价值的中医药古籍进行整理出版，内容涉及伤寒、金匮、温病、诊法、本草、方书、内科、外科、儿科、针灸推拿、医案医话、临证综合等门类。为体现国家中医药古籍保护与利用工作的延续性，命名为《中国古医籍整理丛书（续编）》。

当前，正值中医药事业发展天时地利人和的大好时机，中医药古籍工作面临新形势，迎来新机遇。中医药古籍工作应紧紧围绕新时代中医药事业振兴发展的迫切需求，持续做好保护、整理、研究与利用，努力把古籍所蕴含的中华优秀传统文化的精神标识和具有当代价值、世界意义的文化精髓挖掘出来、提炼出来、展示出来，把中医药这一中华民族的伟大创造保护好、发掘好、利用好，为建设文化强国和健康中国、助力中国式现代化、建设中华民族现代文明、实现中华民族伟大复兴贡献更大力量。

中医药古籍文献传承工作项目管理办公室

2024 年 3 月 6 日

许 序

"中医"之名立，迄今不逾百年，所以冠以"中"字者，以别于"洋"与"西"也。慎思之，明辨之，斯名之出，无奈耳，或亦时人不甘泯没而特标其犹在之举也。

前此，祖传医术（今世方称为"学"）绵延数千载，救民无数；华夏屡遭时疫，皆仰之以度困厄。中华民族之未如印第安遭染殖民者所携疾病而族灭者，中医之功也。

医兴则国兴，国强则医强。百年运衰，岂但国土肢解，五千年文明亦不得全，非遭泯灭，即蒙冤扭曲。西方医学以其捷便速效，始则为传教之利器，继则以"科学"之冕畅行于中华。中医虽为内外所夹击，斥之为蒙昧，为伪医，然四亿同胞衣食不保，得获西医之益者甚寡，中医犹为人民之所赖。虽然，中国医学日益陵替，乃不可免，势使之然也。呜呼！覆巢之下安有完卵？

嗣后，国家新生，中医旋即得以重振，与西医并举，探寻结合之路。今也，中华诸多文化，自民俗、礼仪、工艺、戏曲、历史、文学，以至伦理、信仰，皆渐复起，中国医学之兴乃属必然。

迄今中医犹为国家医疗系统之辅，城市尤甚。何哉？盖一则西医赖声、光、电技术而于 20 世纪发展极速，中医则难见其进。二则国人惊羡西医之"立竿见影"，遂以为其事事胜于中医。然西医已自觉将入绝境：其若干医法正负效应相若，甚或负远逾于正；研究医理者，渐知人乃一整体，心、身非如中世纪所认定为二对立物，且人体亦非宇宙之中心，仅为其一小单位，与宇宙万象万物息息相关。认识至此，其已向中国医学之理念"靠拢"矣，虽彼未必知中国医学何如也。唯其不知中国医理何如，纯由其实践而有所悟，益以证中国之认识人体不为伪，亦不为玄虚。然国人知此趋向者，几人？

国医欲再现宋明清高峰，成国中主流医学，则一须继承，一须创新。继承则必深研原典，激清汰浊，复吸纳西医及我藏、蒙、维、回、苗、彝诸民族医术之精华；创新之道，在于今之科技，既用其器，亦参照其道，反思己之医理，审问之，笃行之，深化之，普及之，于普及中认知人体及环境古今之异，以建成当代国医理论。欲达于斯境，或需百年欤？予恐西医既已醒悟，若加力吸收中医精粹，促中医西医深度结合，形成 21 世纪之新医学，届时"制高点"将在何方？国人于此转折之机，能不忧虑而奋力乎？

予所谓深研之原典，非指一二习见之书、千古权威之作；就医界整体言之，所传所承自应为医籍之全部。盖后世名医所著，乃其秉诸前人所述，总结终生行医用药经验所得，自当已成今世、后世之要籍。

盛世修典，信然。盖典籍得修，方可言传言承。虽前此 50 余载已启医籍整理、出版之役，惜旋即中辍。阅 20 载再兴整理、出版之潮，世所罕见之要籍千余部陆续问世，洋洋大观。

今复有"中医药古籍保护与利用能力建设"之工程，集九省市专家，历经五载，董理出版自唐迄清医籍，都400余种，凡中医之基础医理、伤寒、温病及各科诊治、医案医话、推拿本草，俱涵盖之。

噫！璐既知此，能不胜其悦乎？汇集刻印医籍，自古有之，然孰与今世之盛且精也！自今而后，中国医家及患者，得览斯典，当于前人益敬而畏之矣。中华民族之屡经灾难而益蕃，乃至未来之永续，端赖之也，自今以往岂可不后出转精乎？典籍既蜂出矣，余则有望于来者。

谨序。

第九届、十届全国人大常委会副委员长

许嘉璐

二〇一四年冬

校注说明

　　尚从善，约生于 1278 年，卒年不详，字仲良。元代名医，业师张信之，江浙乃其发轫之地，后任御诊太医、上都惠民司提点，官至江浙医学提举。代表著作有《本草元命苞》《伤寒纪玄妙用集》《仲景药性论治》等。《伤寒纪玄妙用集》成书于元后至元二年（1336），十卷，为尚氏传承学习《伤寒论》的专著。其对六经的认识，基本赞同《伤寒类证活人书》；认为伤寒的治法，主要为汗、下、温、和。附《仲景药性论治》一卷，载药九十品，并述药理、配方主治等。

　　本书明清藏书目录有记载，清代徐乾学《传是楼书目》载"《伤寒纪元妙用集》，十卷（抄六本）"，清代陆心源《皕宋楼藏书志》载"《伤寒纪元妙用集》，十卷（旧抄本）"。日本丹波元胤《中国医籍考》载"尚氏从善《伤寒纪玄》，医藏目录十卷，佚"，《中国中医古籍总目》著录为：《伤寒纪玄妙用集》十卷，附《仲景药性论治》。存上海图书馆清抄本和浙江图书馆清抄本。以上书名中"玄"用"元"字，系避清康熙玄烨之讳。

　　根据实地调研，《伤寒纪玄妙用集》现存三种抄本：浙江图书馆《伤寒纪玄妙用集》清抄本；上海图书馆《伤寒纪玄妙用集》清抄本；浙江图书馆另一残抄本，仅存卷八至卷十。三种抄本均后附《仲景药性论治》。因清代陆心源《皕宋楼藏书志》有载，我们也调研了日本静嘉堂藏书，但未见馆藏。

　　本次整理以浙江图书馆清抄本为底本，上海图书馆清抄本为主校本（简称上图本），浙江图书馆残抄本（简称残抄本）为参校本，书中涉及《黄帝内经》《难经》《伤寒论》《金匮要略》《金匮玉函经》《伤寒类证活人书》《伤寒明理论》《注解伤寒论》等原文，作为他校。

按照 2012 年中华中医药学会《中医古籍整理规范》要求，并贯彻古籍整理"继承发扬，整理提高，古为今用"的精神，对本书进行标点、校勘、注释等，力求保持本书原貌。

1. 校勘采取"四校"（对校、本校、他校、理校）综合运用的方法，一般以对校、他校为主，辅以本校，理校则慎用之。

2. 底本与校本文字不一，若显系底本错讹而校本正确者，则据校本改正或增删底本原文，并出校记；如属校本有误而底本不误者，则不出校记；若难以肯定何者为是，但以校本文义较胜而有一定参考价值，或两者文字均有可取需要并存者，则出校记，说明互异之处，但不改动底本原文。

3. 对难读难认的字，注明读音，一般采取拼音和直音相结合的方法标明之，即拼音加同音汉字。

4. 对费解的字和词、成语、典故等，予以训释，用浅显的文句，解释其含义。只注首见者，凡重出的，则不重复出注。

5. 全书添加现行的标点符号，以利阅读。值得说明的是，文中涉及书名或书名简称如《内经》《难经》《伤寒》《金匮》等一律加书名号；仅引篇名也用书名号；书名与篇名同时引用时，用书名号，且书名与篇名间用间隔号隔开。

6. 原书引用他人论述，特别是引用古代文献，每有剪裁省略，凡不失原意者，一般不据他书改动原文；若引文与原意有悖者，则出校记说明。

7. 凡原书中异体字、俗写字、古字，予以径改，不出注。如"脈"同"脉"，"鞭"同"硬"，"蚘"同"蛔"，"飱"同"飧"，"侣"同"似"，"班"同"斑"，等等。

8. 通假字，保留原字，并于首见处出注说明。

9. 原书为竖排版，现改为横排，故凡指方位的"右""左"，均相应地径改为"上""下"。

10. 原文中俗写的中药名称径改，如"茈胡"改成"柴胡"，"石羔"改成"石膏"，不出校记。

11. 原书底本和校本为"伤寒纪玄妙用集序""汉张仲景传"，现据《皕宋楼藏书志》的内容和顺序，在"伤寒纪玄妙用集序"前依次补入"袁序""冯序"，以供参考。

12. 原书目录与正文的方剂有较大的不同，为尊重古籍原貌，保留原目录并出校记。原书目录后有释音，其中用字保留原貌。

13. 原书目录载"以上十卷，内计方一百四十四道，仲景方一百一十二道，其余方法，历代治伤寒取效者集之，古今通用，即非偏僻以忽世"，除卷二的 13 方外，正文中各方均无药物组成，多达 160 多方，为方便读者使用，增加方剂索引，补充正文中各方出处、组成、用法等原文，并附正文页码，仅供参考。

14. 在校注的基础上，撰写"校注后记"，对作者的生平著述、学术渊源、本书版本、内容构成、学术特色等，作了详尽的考证和研讨，并编写了尚从善年谱，方便读者查阅。

在此对本书整理过程中给予指导的盛增秀研究员表示衷心感谢。

限于我们的水平，编校中存在的缺点和错误，敬请同道指正。

2023 年 10 月

袁序①

天以六气御万物，人生其间，风土不齐，贵贱异养，获全其生者，盖鲜。粤自轩后②岐伯藏厥理，后世医师推考究验，传书浸衍，非研精博学，靡造极致。张长沙指经络，分表里；王叔和辨阴阳，候消息。学医之士，始领其会。成无己注述章句，以明仲景之旨；朱奉议③设为问答，以发长沙之蕴。分析异同，纤悉备具，或犹疑其处方未尽，难矣哉。大名尚仲良独取四家之长，旁采诸书之奥，通晓传变之繇④，分辨汗下之理，昭然可考，有助于医学不浅。予尝论后世诸方，立方文繁而理遂晦。医家于文宜无用，而时习所尊，渐蹈兹弊。辨论经旨，讲说运气，非不赡博⑤，至临证用药，懵然⑥罔测，良可叹也。乃若仲良所集，辞约而旨详，源通而理贯，如聚米⑦以识地形之险易，测影以见天时之昏晓。虽庸夫孺子，得而试之，必不以术误人，此则仲良之功。

皇庆癸丑⑧四月袁衰序

---

① 袁序：诸本均无，据《皕宋楼藏书志》补。

② 轩后：即黄帝轩辕氏。

③ 奉议：宋代官名。唐代始置，为从六品上文散官。朱肱历任雄州（今属河北）防御推官、知邓州（今河南邓县）录事、奉议郎，故又称朱奉议。

④ 繇（yóu尤）：通"由"，原因。《汉书·元帝纪》曰："惧于天地之戒，不知所繇。"下同。

⑤ 赡博：博闻多识。

⑥ 懵（měng猛）然：不明貌。

⑦ 聚米：喻指划形势，运筹决策。

⑧ 皇庆癸丑：公元1313年。

冯序①

　　望而知之之谓神，缩巧手于超然口耳之表，以尽天下之能事，医和而上皆然。后之世求切于纸上而已，况探微索隐者乎？彼秦越人之为医，能隔墙壁而彻视其人之肝膈肺腑联络不到之处，故其用力也不劳，而无不疗之疾。疾数百种，古之圣智悉为之方。风寒数十种，亦错杂其中，而无专门名家之习。故望之，失也，而闻、问之，失也，而切。世之为医者，又无秦越人底里洞见之眼目。人之一身，五运六气为之候，风寒数十名，有受病之处，而病之来也无形，于无形之中不足以察其隐微，多方以为之疗。札瘥②夭阏③，相寻无涯，而神圣工巧之技殚矣。于是东都④长沙太守南阳张仲景起而悯之，《金匮玉函》之外，始特为《伤寒》一书，著论二十二篇，证外为法三百九十七，为方一百一十二。主问客答，首击尾应，其书独行宇宙，人之司命者必由之，由其法则生，否则死。近世朱肱以其书雅奥，作通经不悉解，疲二十年之力，演为《南阳活人书》九万一千三百六十八言，可谓完且密矣。议者犹谓其书有源有委，而方论或缺焉，未免千通之一失，遂令伤寒者流愈胶固迷惑，卒莫知其次第之道从，为学者通患。大名尚仲良慨然愤悱⑤席

---

　　① 冯序：诸本均无，据《皕宋楼藏书志》补。
　　② 札瘥：因疫疠、疾病而死。
　　③ 夭阏（è 饿）：夭亡；夭折。
　　④ 东都：洛阳别称。东汉定都洛阳，此处指东汉。
　　⑤ 愤悱（fěi 匪）：思考求解。《论语·述而》曰："不愤不启，不悱不发。"

门①，稽取长沙颠末②而为之书，自其辨脉析证访，以至于处方用药，咸按仲景成法，区别阴阳，条陈汗下，粲然纲举目挈而无余，不使疾医临事有意外蹉跌③之积，通作有功于仲景者耶。抑吾闻仲景为是书也，自以建安以来，族余二百口，死者三之二，伤寒居之七。以是知伤寒居百疾众证之右，号为难治，千载而下往往惑之，可不为大哀乎？乃为取仲景平生之痛以志于衷，使览者自得焉。他日有得是书而行于世，自应与病论同一济世功用，仲良勉之。虽然张长沙作偶然者，其举也以孝廉，仲良益勉之。

至大辛亥④冬集贤待制⑤承事郎⑥长沙冯子振序

---

① 席门：以席为门。语本《史记·陈丞相世家》曰："家乃负郭穷巷，以弊席为门，然门外多有长者车辙。"后世以"席门"喻指清贫之家，或隐者之居。

② 颠末：即始末。

③ 蹉跌：失误。

④ 至大辛亥：公元 1311 年。

⑤ 集贤待制：官名。元集贤院置待制一人，秩正五品。

⑥ 承事郎：散官名号。北宋始置。元朝沿置，改文官正七品，敕授。

伤寒纪玄妙用集序

　　上都①惠民司提点②尚君仲良编次《伤寒纪玄妙用集》十卷，四十篇，方法陈③密，议论详明，有前医所未发，仆预览焉，乃述。常闻君之说与其书之大旨，为序于集端曰：予少雅嗜医，客次钱塘，从邺④人张信之游。燕不以未脱絮之为酷，寒不以犹衣絺之为单。败席之枕，薄糜诳饥，矻矻⑤穷日夜心求口诵，自《本草》《灵枢》下逮古今之经方论诀⑥，与其训注，悉参而订之，必精折其宜，及研索其旨趣，明辨其标本。居二十年，始粗通其要。搢绅⑦君子历试诸脉之难察，疾之罕愈者，遂见誉于时。用荐者征以至遭遇得五品服，而又提医学江浙，亦云幸矣。今自念息，惟活人之心弗怠也，故取平生所用心于仲景《金匮玉函》《活人》《明理》等书，辑而成集，间附己见，非几于传世，始备卫生朝夕之用，不废后学翻阅之劳，且俟识者有以正之耳。

---

　　① 　上都：中统元年（1260），忽必烈即帝位于此，定都置府，称开平府，辖今正蓝旗及多伦县附近一带。四年（一说五年），以阙庭所在，加号上都。次年，将燕京复改为中都，确立两都制。至元九年（1272），升中都为大都。上都为常驻之夏都，每岁巡幸，未暑而至，先寒而南，与大都并称两都。

　　② 　惠民司提点：中统四年（1263）设上都惠民司，掌购制药品，救急贫民，隶太医院，置提点一名，秩从五品。

　　③ 　陈：上图本作"整"。

　　④ 　邺（yè 夜）：古地名，今中国河北省临漳县西。

　　⑤ 　矻（kū 哭）矻：极为劳苦或勤勉不息的样子。

　　⑥ 　诀：原作"訣訣"，据上图本改。

　　⑦ 　搢（jìn 进）绅：古时官吏插笏于绅带间，故称仕宦为搢绅。

君之自言如此。嗟乎贤矣！世之医者于仓卒小疾，虽百疗之百瘥，无足异也。其或阴阳错乱，气血乖离，传变差貣①，脉部隐伏，非灼乎其见，则惑于疾之疑似；非审乎其法，则妄于意之处置。以为当损焉，而不知不足也；当补焉，而不知有余也。视脉尺寸失，弗治；投药腑肠误，弗哕，是脉生之而医毙之也。其量如是，而庸陋之徒，窃学者剽耳目，无术者肆胸臆，遂使圣贤之法不明，方论之功莫究。以人试焉，而夭枉不幸者多矣。君子于此，所以必纪其玄而妙其用也。推君名书之旨，则君之心欲使人广而诀之，而求与之同诣乎其极也。则夫读是书者，亦必存君之心，知君之用功，然后其医无所不雠②矣。庸可忽邪？

　　　　至元二年③龙集丙子六月一日晋宁张翥序于广陵寓斋

---

① 貣：通"忒"。变更；差错。清·朱骏声《说文通训定声·颐部》："貣，假借为忒。"

② 雠（chóu 筹）：对等，相当。

③ 至元二年：公元 1336 年。

汉张仲景传

　　长沙公，南阳人也，姓张，名机，字仲景，后汉灵帝时举孝廉，官至长沙太守，受术于同郡张伯祖①。其治疗大精于经方，少时与南阳何颙②游于洛阳。颙知其学，谓人曰：仲景之术，精于伯祖，起病之验，神莫能测，真良医也。见侍中③王仲宣曰：君有疾，年四十须眉脱落后半年而死，可饮五石汤得免。仲宣时年二十余，恶其言，虽受而不饮，居数日见仲景，佯曰汤已饮。仲景曰：君之气色，非饮药之诊，何轻命而诈人乎？仲宣甚恶之。后二十年果须眉脱落，一百八十七日而殂④。时人有知者曰：虽扁鹊、仓公无以加矣。睹中平⑤之后，大疫流行，治法杂出，是时，著书伤寒者曰《卒病论》，杂病者曰《金匮方》，以行于世。晋玄晏先生⑥曰：伊尹以元⑦圣之才，撰本神农之经为《汤液论》，仲景又广汤液为《伤寒论》十卷。

---

　　①　张伯祖：名初，字品济，东汉医家。南郡涅阳（今河南南阳）人，笃好医方，精明脉证。其疗病每有奇效，传世《七柳品济清口方》。张仲景闻其名而拜为师，尽得其传。

　　②　何颙（yóng）：字伯求，南阳郡襄乡县（今湖北省枣阳市）人。东汉末年名士。第二次党锢之祸，受到宦官诬陷，逃亡汝南郡。党祸解除后，出任中央要职，担任相国长史。

　　③　侍中：职官名。秦置五人，往来殿内东厢奏事。汉以为加官，分掌乘舆服物，侍于君王左右，与闻朝政，为皇帝亲信重臣。魏晋以后为门下省的长官，到元代时废除。

　　④　殂（cú）：死亡。

　　⑤　中平：东汉灵帝刘宏的第四个年号，公元184—189年。

　　⑥　玄晏先生：晋皇甫谧沉静寡欲，有高尚之志，隐居不仕，自号玄晏先生。后因以"玄晏先生"泛指高人、雅士或山林隐逸。

　　⑦　元：《针灸甲乙经序》作"亚"。

汉末华佗尝指视之曰：真活人书也。自汉晋而降，海内盛传，昔人以仲景方一部为众方之祖，效验若神。盖能继三圣之所作，为万代之宗师，其书盛行，又得王、成①二家阐明之力也。

时至元戊寅②宣授③成和郎④江浙等处官医提举尚从善浣手谨书

---

① 王成：指王叔和、成无己。

② 至元戊寅：公元 1338 年。

③ 宣授：元制，自一品至五品为宣授，以皇帝的"制"任命之。

④ 成和郎：元朝职官名，为从六品太医散官（包括成和郎、成安郎、成全郎、平和郎、保安郎等）之一。

目　录

原目录

卷第一

卷第二

---

① 桂枝加大黄汤：原无，据正文及《伤寒论》补。

② 人参：原无，据正文及《伤寒论》补。

六经禁忌

太阳证一下有八变

卷第三

卷第四

---

① 　温粉方：正文未见此方。

② 　又大陷胸汤：正文未见。有多张大陷胸汤。

① 黄：上图本后有"丸"字。
② 朴杏：正文及《伤寒论》作"厚朴杏子"。
③ 黄芩：原无，据正文及《伤寒论》补。
④ 麻杏石甘：正文及《伤寒论》作"麻黄杏仁甘草石膏"。
⑤ 汤：原无，据正文补。
⑥ 散：正文作"汤"。

---

① 丸：上图本作"汤"。
② 化斑汤：正文未见此方。

---

① 散：原作“汤”，据正文改。
② 杏仁：原作“附子”，据正文及《金匮要略》改。
③ 煮：原作“蒸”，据正文改。

　　此下一十方，虽于随证下有之，缘多以加减为又似未详备，故复载方于卷末。

　　　　桂枝去芍药加附子汤①

　　　　桂枝麻黄各半汤

　　　　桂枝二麻黄一汤②

　　　　栀子甘草豉汤③

　　　　桂枝加芍药生姜人参新加汤④

　　　　桂枝去芍药加茯苓白术汤⑤

　　　　栀子生姜豉汤

　　　　黄芩加半夏生姜汤

　　　　当归⑥四逆加吴茱萸生姜汤

　　　　四逆加人参汤

　　以上十卷，内计方一百四十四道仲景方一百一十二道，其余方法历代治伤寒取效者集之，古今通用，即非偏僻以忽世。

　　旧经方剂，并是古法，分两升合，与今不同，谓如㕮咀，即今剉如麻豆大。云水一升，即今大白盏。云铢者，六铢为一分，二十四铢为一两。云半夏一升，准今之五两，吴茱萸同。按此本方剂，参以古方。折算毫厘无差。云一分者，即二钱半也。汤剂

---

　①　桂枝去芍药加附子汤：正文未见此方。

　②　桂枝二麻黄一汤：正文未见此方。

　③　栀子甘草豉汤：正文作"栀子甘草汤"。

　④　桂枝加芍药生姜人参新加汤：正文未见此方。

　⑤　桂枝去芍药加茯苓白术汤：正文未见此方。

　⑥　当归：原无，据正文及《伤寒论》补。

缓急，药性良毒，斟酌取用，每服钱数，不拘其例。又看病人肥瘠、短长增损之，小儿、室女又各不同，皆宜临时消息制方，无不效验。伤寒家药，必须依方炮炙，洗渍修制，秤等仔细，用之切不可以匕①手抄篓，故病受其弊而药获者鲜。

---

① 匕：原本作"七"，据上图本改。

释音

伣贷季音就代悸，黄帝臣名　谧音密　喝音谒，中暑病也　析音昔，分也
见音现，下同　鞕坚硬之鞕　剧音屐，甚也　累音赢，缠绕也　瞥四①
蔑也

芤苦候切　滞侧立切，和也　埶直立切　黧音利，黑色也　眥音祭，目
之匡也　参差上初簪、下楚宜切　旋平声　怖音邶，惶惧也　菽音叔，
豆也　王音旺　仆音付，僵仆也　趺音夫　濡音儒，滞也，弱也　慄音
栗，惧貌　清音静　中音仲　飧音孙　重平声　差去声　痼音固
拟音矣，议也　协音挟　胜平声　数上声

卷第二

讝即谵语，病人寐而自语也　嚏音帝，悟解气也　间去声，瘥也　强去
声，不柔和也　翕音吸，若合羽所覆　恶去吉　歇与啜同　卒中音猝众
痤音炽，恶也，一云痤风也　滞阻立切，汗出和也　鞕与硬同　哕于月
切，气逆也　清音静

卷第三

洒淅上沙下切，下音昔，寒惊貌②　恶乌路切，下同　分去声　腠音凑
阖音喝　惕音踢　眴儒纯切，目动也　熇许酷切，热也　越婢又云越脾
晡音逋日加申时　鼾音汗，卧息也　致音质，密也　懊憹上于刀切，下奴

---

① 四：诸本同，疑作"匹"字。
② 貌：上图本无此字。

刀切，又女江切，乃心乱貌又痛悔之状也　强去声　几几音殊，短羽鸟飞貌

卷第四

应平声　谛音帝　濡音软，弱也，柔也　噫乙界切　内音纳　嬴音雷　愦音会　郁音熨　怫音拂

卷第五

衄女六切，乃鼻中出血　眴音旬，目摇也　菀音宛　朝音韶　核音融，果中核也　蛏音致　晬①音碎，周时也　数音翔，下同　渍音字　荛音饶　餲与噎同　蛕音回，即蛔也　睆音管　涸音喝，竭也　怔松音征中，心动也　悸音计，亦心动也　豚音屯，豕也　阿胶音痾交，东阿县有阿井煮乌驴皮为胶，故谓之阿胶　痿于危切，湿痹也

卷第六

吃音讫，言艰难也　赭音者，赤土也　蛹音勇　剜乌丸切　蘸音湛，水湿也　荬荙上邕危切，下儒佳切

卷第七

振音震，动也　擗毗亦切，忼也　敷音夫，布也　挛力全切　薤菜名，音解，似韭而叶阔　呢喃音尼南　劫讫业切　暍音谒，暑病也　溏音唐　鲜平声　系音系　绕音遶　输音舒

卷第八

瘅与疸同，黄病也　灼音酌　勃音孛　见音现　軺音潮，连翘根也　潦

---

① 晬：古同"晬"。周也。

音老，雨水　猖音昌，狂也　少上声　倨音句，不句逊也　好去声　乐
音洛　并与併同　重平声　牖同酉　垣音完，墙也　詈音利，骂也　胗
与疹同　釜音父，镬属　煤同媒　撩音辽　揭音劫　解音邂，散也　棍
音昆　豭音家　间去声　强上声　㲁音是　博棋子即博戏棋子也　内
音纳

卷第九

瘛疭音契从，即搐搦也　痫音闲　𣊓习音即席，比搐而无力　旋踵音旋
肿　袭音习　掣音彻　栝蒌即瓜白，音楼　舟伯　蜷音拳　重平声　濡
音如，又音软　中去声　恶去声　便平声　嘶音思　萎音痿　差与瘥同
翕音吸　便音遍　瞑音铭，闭目也　谐音鞋，和也

卷第十

糜音眉　蒂音帝　窒音只，塞也　握正角切　中病上音众　摸音莫
惕音踢　屎音始　椎音槌　俞音庶

仲景药性凡九十品

　　凡十卷四十篇，通计六万六千五百六十七言，正经四万三
千四百七十四言，注文二万三千九十三言。药性一卷四千一十
五言。

伤寒纪玄妙用集

元御诊太医宣授成全郎上都惠民司提点尚从善编次

卷第一

伤寒类说

医道始于伏羲画八卦以分阴阳，继于神农尝百草以定本草，备于黄帝考《灵》《素》以法万世，乃使僦贷季①理色脉而通神明，鬼臾区②审形候而别生死，岐伯穷天纪而极地理，伯高③察虚实而施针刺，俞跗④浣肠胃，涤五脏，炼精易形，雷公辨药性，审情异，君臣相制，箕子⑤陈五行以佐世，五行谓金木水火土，金曰从革，木曰曲直，水曰润下，火曰炎上，土曰稼穑，从革作辛，曲直作酸，润下作咸，炎上作苦，稼穑作甘是也。殷伊尹以元圣之才撰而为汤液，秦越人以洞见之神演而作《难经》，皇甫谧刺而为《甲乙》，杨上善纂而为《太素》，医和⑥述六气以视疾。六气谓阴阳、风雨、晦明。阴淫寒，阳淫热疾，风淫末疾，雨淫腹疾，晦淫惑疾，明淫心

---

① 僦（jiù 就）贷季：上古时之医学家。

② 鬼臾区：又作鬼容区，号大鸿。传说上古医家，黄帝臣子，曾佐黄帝发明五行，详论《脉经》，于《难经》究尽其义理，以为经论。

③ 伯高：传说上古之经脉学医家，黄帝臣子。

④ 俞跗：一作俞柎，上古医家。相传擅长外科手术，是黄帝的臣子。

⑤ 箕子：名胥余，殷商末期贵族，是商纣王的叔父，官太师，因其封地于箕，故称箕子，与微子、比干齐名，史称"殷末三贤"。

⑥ 医和：春秋时秦国良医。

疾是也。先圣后贤其归一揆①，厥后名医辈出，代不乏人。而方论之祖独遵仲景，历代宝之，仲景广汤液为《伤寒卒病论》十卷，至晋太医令王叔和撰次成，叙为二十二篇，分太阳为三篇，上太阳一十六证，中太阳六十六证，下太阳三十九证，阳明四十四证，少阳一证，太阴三证，少阴二十三证，厥阴一十九证，痓、湿、暍九证，霍乱六证，劳复六证，兹二百三十二证之外，有病无治法者一百六证，不治自愈者十五证，可刺灸者九证，无治法而死者二十证，证外为法三百九十七，为方一百一十二，分九十品药，其于十剂之轻重，七方之配合，厥理攸深。南阳朱奉议撰为《活人书》，聊摄②成无己述为《明理论》，互相发明长沙之底蕴，如庞安常③、谢复古④、王实⑤、索矩⑥、刘守真、李明之，各持己见，注述立言，皆不幽仲景言外之深意，非若成无己分形悉证，说药论方，解注章句，道理明白，其有功于仲景，符合于叔和者耶？昔人云伤寒号为难治，隋唐以降，

---

① 一揆（kuí 葵）：《孟子·离娄下》曰："地之相去也，千有余里；世之相后也，千有余岁。得志行乎中国，若合符节，先圣后圣，其揆一也。"意谓古代圣人舜和后代圣人文王的所作所为是完全相同的。后以"一揆"谓同一道理，一个模样。

② 聊摄：今山东聊城市茌平县。

③ 庞安常：即庞安时，字安常。蕲州蕲水（今湖北浠水）人。北宋著名医家，精伤寒、脉学，亦善针灸。

④ 谢复古：宋代医家。曾任翰林学士，以精于医药闻名，于伤寒病证治颇有研究，能发仲景之奥旨。

⑤ 王实：宋代医家。《宋史·艺文志》载有《伤寒证治》一书，为王实所撰，其生平未载。

⑥ 索矩：《永乐大典》卷3614和卷3615"寒"字条下，附有成无己《伤寒明理论》、索矩《伤寒新书》、朱肱《活人书》、许叔微《普济本事方》、李知先《伤寒活人书括》、刘守真《伤寒直格》等医家之言。索矩，当为宋金之际医家，著有《伤寒新书》，佚。

医多惑之，余因讨论之暇，重类伤寒之隐奥，采撷诸氏之要言，编辑成书，原诊以知脉，切脉以论病，因病以立法，因法以附方，因方以说药，咸按仲景成法，庶使医家者流易知而易行，临证无三思之疑，用药获十全之效。伤寒之病，止传足经三阳三阴，盖冬月得之，足太阳膀胱为首，次传至足厥阴肝经为尾，谓之首尾传，太阳为巨阳，为老阳，又为诸阳之首，故多传变尔；太阳传阳明，谓之微邪，是水土传也，又谓之循经得度传；太阳传少阳，谓之越经传；太阳传太阴，谓之误下传；太阳传少阴，谓之表里传。传变之邪，止传足经，盖足经长而手经短，故不传手经耳。治伤寒之法，分表里而施汗下，详传变而用治法，岂敢妄出胸臆，乱投汤丸，而错杂调理者哉？脉当辨浮、沉、迟、数，病当分内、外、脏、腑，证当别虚、实、寒、热，治当究汗、下、温、和，四者既明，则札疠①夭阏之患，间或愈者有之，然后兼余脉而别阴阳，审虚实而分表里。仲景又重而明之，浮为在表，表亦有虚有实，其浮而有力者，表实也，故无汗不恶风，麻黄汤之类是也；浮而无力者，表虚也，故无②汗而恶风，桂枝汤之类是也；沉为在里，里亦有虚有实，沉而有力者，里实也，故腹满、大便硬，承气汤之类是也；沉而无力者，里虚也，故四肢厥冷、大便自利，四逆汤之类是也。以此论之，未有不由乎阴阳、表里、虚实、寒热而变病焉，表里、虚实既明，参以外证而施治法，则变易之忒③何由而作！经谓：小寒之邪，乃可温之，大寒之邪，乃可热之，小热之气，凉以和之，大热之气，寒以取之，表和里病，下之攻之而愈，

---

① 札疠：因瘟疫而死亡。

② 无：《伤寒论》作"有"。

③ 忒（tè 特）：差错。

里和表病，汗之散之而痊，汗下之理既明，则刀圭①之间，寸晷②之下，可以万全矣。苟差之毫厘，谬之千里，岂易言也。

辨脉法

《内经》曰：微妙在脉，不可不察，察之有纪，从阴阳始，始之有经，从五行生。兹首论脉之阴阳者，以脉从阴阳始故也，阳脉有五，阴脉有五，以脉从五行生故也。

问曰：脉有阴阳，何谓也？答曰：大、浮、数、动、滑，此名阳也。阳道常饶，大、浮、数、动、滑五者，比之平脉也有余，故谓之阳。沉、涩、弱、弦、微，此名阴也。阴道常乏，沉、涩、弱、弦、微五者，比之平脉也不及，故谓之阴。凡阴病见阳脉者生，阳病见阴脉者死。伤寒之为病，邪在表则见阳脉，邪在里则见阴脉。阴病见阳脉而主生者，则邪气自里之表，故汗出而解也。如厥阴中风，脉微浮为欲愈，不浮为未愈者是也。阴病③而主死者，则邪气自表入里，正虚邪盛，如谵言、妄语，脉沉细者死是也。《金匮要略》曰：诸病在表者可治，入里者即死。此之谓也。

问曰：脉有阳结阴结者，何以别之？结者，气偏结固，阴阳之气不得而杂之，阴中有阳，阳中有阴，阴阳相杂以为和，不相杂以为结。答曰：其脉浮而数，能食，不大便者，此为实，名曰阳结也，期十七日当剧。浮数，阳脉也，能食不大便者，里实也。为阳气结固，阴不得而杂之，是名阳结。伤寒之病，一日太阳，二日阳明，三日少阳，四日太阴，五日少阴，六日厥阴，至六日为传经尽，七日当愈。七日不愈者，谓之再经。言再经者，再至太阳而传，至十二日再至厥阴为传经尽，十三日当愈。

---

① 刀圭（guī归）：中药的量器名。又指药物。
② 寸晷（guǐ鬼）：比喻极短的时间。唐代贾岛《答王参》诗："寸晷不相待，四时互如竞。"也作寸阴。
③ 阴病：《注解伤寒论》作"阳病见阴脉"。

十三日不愈者，谓之过经，言再过太阳之经，亦以次而传之也。阳结为火，至十七日传少阴水，水能制火，火邪解散则愈，阳邪结甚，水不能制火，故当剧。**其脉沉而迟，不能食，身体重，大便反硬，名曰阴结也，期十四日当剧。**沉迟，阴脉也，不能食，身体重，阴病也，阴病见阴脉，则当下利，今大便硬者，为阴气结固，阳不得而杂之，是名阴结，阴结属水，至十四日传阳明土，土能制水，水邪解散则愈，彼邪气结甚，土不能制水，故当剧。《内经》曰：一候后则病，二候后则病甚，三候后则病危。

脉蔼蔼如车盖者，名曰阳结也。蔼蔼如车盖者，大而厌厌聂聂也。为阳气郁结于外，不与阴气和杂也。

脉累累如循长竿者，名曰阴结也。累累如循长竿者，连连强直也。为阴气郁结于内，不与阳气和杂也。

脉瞥瞥如羹上肥者，阳气微也。轻浮而主微也。

脉萦萦如蜘蛛丝者，阳气衰也。萦萦，滞也，若萦萦惹惹之不利也，如蜘蛛丝者，至细也。微为阳微，细为阳衰。《脉要》曰：微为气痞，是未至于衰。《内经》曰：细则气少。以知细为阳衰宜矣。

脉绵绵如泻漆之绝者，亡其血也。绵绵，连绵而缓①也，如泻漆之绝者，前大而后细也。脉来前大后细，为阳气有余而阴气不足，是知亡血也。

脉来缓，时一止复来者，名曰结。脉一息四至曰平，一息三至曰迟，小驶于迟曰缓，时有一止者，阴阳之气不得小续也。阴行也缓，缓以候阴，若阴气胜而阳不能相续，则脉来缓而时一止也。

脉来数，时一止复来者，名曰促。一息六至曰数，阳行也健②，数以候阳，若阳气胜而阴不能续，则脉来数而一时一止。**脉阳盛则促，阴盛则结，此皆病脉也。**伤寒有结代之脉，动而中止，不能自还，因而复动，名为代，真死脉。此结促之脉，止是阴阳偏胜，而时有一止，即非脱绝

---

① 缓：《注解伤寒论》作"软"。
② 健：《注解伤寒论》作"数"。

而止，因①此皆病脉。

问曰：病有战而汗出因得解者，何也？答曰：脉浮而紧，按之反芤，此为本虚，故当战而汗出也；其人本虚，是以发战，以脉浮，故当汗出而解也。浮为阳，紧为阴，芤为虚。阴阳争则战，邪气将出，邪与正争，其人本虚，是以发战。正气胜则战，战已，复发热而解。若脉浮而数，按之不芤，此人本不虚，若欲自解，但汗出耳，不发战也。浮、数，阳也。本实阳胜，邪不能与正争，故不发战也。

问曰：病有不战而汗出解者何也？答曰：脉大②而浮数，故知不战汗出而解也。阳胜则热，阴胜则寒，阳争则战，脉大而浮数，皆阳也。阳气全胜，阴无所争，何战之有？

问曰：病有不战不汗出而解者，何也？答曰：其脉自微，此以曾经发汗。若吐、若下、若亡血，以内无津液。此阴阳自和必自愈，故不战不汗出而解也。脉微者，邪气微也；邪气已微，正气又弱。脉所以微者，以既经发汗、吐下、亡阳、亡血，内无津液，则不能作汗，得阴阳气和而自愈。

问曰：脉病③，欲知愈、未愈者，何以别之？答曰：寸口、关上、尺中三处，大小、浮沉、迟数同等，虽有寒热不解者，此脉阴阳为和平，虽剧当愈。

立夏得洪大脉，是其本位。其人身体苦疼重者，须发其汗；若明日身不疼不重者，不须发汗；若汗濈濈自出者，明日便解矣。何以言之？立夏得洪大脉，是其时脉，故使然也，四时仿此。

脉浮而洪，身汗如油，喘而不休，水浆不下，形体不仁，

伤寒纪玄妙用集

一六

---

① 因：《注解伤寒论》作"云"。

② 大：原作"汰"，据《注解伤寒论》改。

③ 脉病：《注解伤寒论》作"病脉"。

乍静乍乱，此为命绝也。病有不可治者，谓邪气胜于正气也。《内经》曰：大则邪至，又曰大则病进。脉浮而洪者，邪气胜也。身汗如油，喘而不休者，正气脱也。四时以胃气为本，水浆不下者，胃气尽也。一身以营卫为先①，形体不仁者，营卫绝也。不仁者，痛痒俱不知也。《针经》曰：营卫不行，故为不仁。争则乱，安则静，乍静乍乱者，正与邪争，正负邪胜也。正气已脱，胃气又尽，营卫又②绝，邪气独盛，故曰命绝也。又未知何脏先受其灾，若汗出发润，喘而不休者，此为肺先绝也。肺为气之主，为津液之帅。汗出发润者，津脱也。喘而不休者，气脱也。阳反独留，形体烟熏，直视摇头者，此心先绝也。肺主气，心主血，气为阳，血为阴。阳反独留者，则为身体大热，是血先绝而气独在也。形体如烟熏者，为身无精华，是血绝不营于身也。心脉挟咽系目，直视者心经绝也。头为诸阳之会，摇头者是阴绝而阳无根也。唇吻反青，四肢漐习者，此为肝绝也。唇吻者脾之候，青者肝之色，肝绝则真色见于所胜之地。四肢者，脾所主，肝主筋，肝绝则筋脉引急，发于所胜之部。漐习者为振动；若搐搦，手足时时引缩也。环口黧黑，柔汗发黄者，此为脾绝也。脾主口唇，绝则精华去，故环口黧黑。柔为阴，柔汗，冷汗也。脾胃为津液之本，阳气之宗也。柔汗发黄者，脾绝而阳脱，真色见也。溲便遗失、狂言、目反直视者，此为肾绝也。肾司开阖，禁固便溺。溲便遗失者，肾绝不能约制也。肾藏志，狂言者，志不守也。《内经》曰：狂言者失志，失志者死。五脏之精气皆上注于目，骨之精为瞳子。目反直视者，肾绝，则骨之精不荣于瞳子，而瞳子不转也。又未知何脏阴阳前绝，若阳气前绝，阴气后竭者，其人死，身色必青；阴气前绝，阳气后竭者，其人死，身色必赤，腋下温，心下热也。阳主热而色赤，阴主寒而色青。其人死也身色青，则阴未离乎体，故曰阴气后竭；身色赤，腋下温，心下热，则阳未离乎体，故曰阳气后竭。《针经》曰：人有两死而无两生。此之谓也。

---

① 先：《注解伤寒论》作"充"。
② 又：《注解伤寒论》作"俱"。

脉阴阳俱紧者，口中气出，唇口干燥，蜷卧足冷，鼻中涕出，舌上苔滑，勿妄治也。脉阴阳俱紧，为表里客寒，寒为阴，得阳则解。口中气出，唇口干燥者，阳气渐复，正气方温也。虽尔，然而阴未尽散，蜷卧足冷，鼻中涕出，舌滑，知阴犹在也，方阴阳未分之时，不可妄用偏阴偏阳之药，以偏阴阳之气也。到七日以来，其人微发热，手足温者，此为欲解。到七日以来，其人微发热，手足温者，为阴气已绝，阳气得复，是为欲解。或到八日以上，反大发热者，此为难治。到八日以上，反大发热者，为阴极变热，邪气胜正，故云难治。设使恶寒者，必欲呕也；腹内痛者，必欲利也。阳脉紧者，寒邪发于上焦，上焦主外也，阴脉紧者，寒邪发于下焦，下焦主内也。设使恶寒者，上焦寒气胜，是必欲呕也；腹内痛者，是下焦寒气胜，是必欲利也。

脉阴阳俱紧，至于吐利，其脉独不解，紧去人安，此为欲解。脉阴阳俱紧，为寒，甚于上下。至于吐利之后，紧脉不罢者，为其脉独不解；紧去则人安，故为欲解也。若脉迟，至六七日，不欲食，此为晚发，水停故也，为未解。若脉迟，至六七日，不欲食，为吐利后脾胃大虚。《内经》曰：饮入于胃，游溢精气，上输于脾，脾气散精，上归于肺，通调水道，下输膀胱，水精四布，五经并行。脾胃气强，则能输散水饮之气；若脾胃气虚，则水饮内停也。所谓晚发者，后来之疾也。食自可者，为欲解。若至六七日而欲食者，则脾胃已和，寒邪欲①散，故云欲解。

病六七日，手足三部脉皆至，大烦而口噤不能言，其人躁扰者，必欲解也。烦，热也。传经之时，病人身大烦，口噤不能言，内作躁扰则阴阳争胜。若手足三部脉皆至，为正气胜，邪气微，阳气复，寒气散，必欲解也。若脉和，其人大烦，目重，睑内眦黄者，此为欲解也。《脉经》曰：病人两目眦有黄色起者，其病方愈。病以脉为主，若目黄，大烦，脉不和者，邪胜也，其病为进；目黄，大烦，而脉和者，为正气已和，

---

① 欲：《注解伤寒论》作"已"。

故云欲解也。

平脉法

问曰：脉有三部，阴阳相乘，营卫血气，在人体躬。呼吸出入，上下于中，因息游布，津液流通。随时动作，效象形容，春弦秋浮，冬沉夏洪。察色观脉，大小不同，一时之间，变无经常。尺寸参差，或短或长，上下乖错，或存或亡。病辄改易，进退低昂，心迷意惑，动失纪纲。愿为具陈，令得分明。师曰：子之所问，道之根源。脉有三部，尺寸及关，寸为上部，关为中部，尺为下部。**荣卫流行，不失衡铨**。衡铨者，称也，可以称量轻重。《内经》曰：春应中规，夏应中衡，秋应中矩，冬应中权。荣行脉中，卫行脉外，营卫与脉相随，上下应四时，不失其常度矣。**肾沉心洪，肺浮肝弦，此自经常，不失铢分**①。肾北方水，王于冬而脉沉。心南方火，而王于夏，脉洪。肺西方金，王于秋而脉浮。肝东方木，王于春而脉弦。此为经常，铢分之不差也。**出入升降，漏刻**②**周旋，水下二刻，一周循环**。人身之脉，计长一十六丈二尺，一呼脉行三寸，一吸脉行三寸，一呼一吸为一息，脉行六寸。一日一夜，漏水下百刻，人一万三千五百息，脉行八百一十丈，五十度周于身。则一刻之中，人一百三十五息，脉行八丈一尺；水下二刻，人二百七十息，脉行一十六丈二尺，一周于身也。脉经之行，终而复始，若循环之无端也。**当复寸口，虚实见焉**。经脉之始，从中焦注于手太阴寸口，二百七十息，脉行一周身，复还至于寸口，寸口为脉之终始，故以诊视虚实焉。经曰：虚实死生之要，皆见于寸口之中。**变化相乘，阴阳相干。风则浮虚，寒则牢坚；沉潜水畜，支饮急弦；动则为痛，数则热烦**。风寒③伤阳，故脉浮虚；寒伤阴，故脉牢坚；畜积于内者，谓之水畜，故脉沉潜；支散于外者，谓之支饮，故脉急弦。动则阴阳相搏，相搏

---

① 铢分：一铢一分，比喻微小。
② 漏刻：中国古代计时器。漏是指带孔的壶，刻是指附有刻度的浮箭。
③ 寒：《注解伤寒论》无此字。

则痛生焉。数为阳邪气胜，阳胜则热烦生焉。**设有不应，知变所缘，三部不同，病各异端。**脉与病不相应者，必缘传变之所致，三部以候五脏之气，随部以察其虚实焉。**太过可怪，不及亦然。邪不空见，中必有奸。审察表里，三焦别焉。知其所舍，消息诊看。料度脏腑，独见若神。为子条记，传与贤人。**太过、不及之脉，皆有邪气干于正气，审看在表在里，入腑入脏，随其所舍而治之。**师持脉，病人欠者，无病也。**《针经》曰：阳引而上，阴引而下，阴阳相引故欠。阴阳不相引则病，阴阳相引则和，故欠者无病也。**脉之呻者，病也。**呻为呻吟之声，身有所苦则然也，帝有痛替①不宁之貌。**言迟者，风也。**风客于中则经络急，舌强难运用也。**摇头者，里痛也。**里有病欲言，则头为之战摇也。**行迟者，表强也。**表强者，由经络引急而行步不利也。**坐而伏者，短气也。**短气者，里不和也，故坐而喜伏也。**坐而一脚下者，腰痛也。**《内经》曰：腰者，身之大关节也。腰痛，为大关节不和，故坐而不能正，下一脚者，以缓腰中之痛也。**里实护腹如怀卵物者，心痛也。**心痛则不能伸仰，护腹以按其痛也。

问曰：人恐怖者，其形何状？师曰：脉形如循丝累累然，其面白脱色也。《内经》曰：血气者，人之神。恐怖者，血气不足而神气弱也。脉形如②循丝累累，其面白脱色也。《针经》曰：血夺者，色夭然不泽，其脉空虚。是知恐怖，为血气不足故也。

问曰：人不饮食，其脉何类？师曰：脉自涩，唇口干燥也。涩为阴，虽主亡津液，而唇口干燥，以阴为主内，故不饮也。

问曰：人愧者，其脉何类？师曰：脉浮而面色乍白乍赤。愧者，羞也。愧则神气怯弱，故脉浮而面色变改不常也。

问曰：经说，脉有三菽、六菽重者，何谓也？师曰：脉者，

---

① 楚：上图本作"若"。
② 如：上图本作"似"。

人以指按之如三菽之重者，肺气也；如六菽之重者，心气也；如九菽之重者，脾气也；如十二菽之重者，肝气也；按之至骨者，肾气也。菽，豆也。《难经》曰：如三菽之重，与皮毛相得者，肺部也；如六菽之重，与血脉相得者，心部也；如九菽之重，与肌肉相得者，脾部也；如十二菽之重者①，与筋平者，肝部也；按之至骨，举指来疾者，肾部也。各随所主之分，以候脏气。假令下利，寸口、关上、尺中，悉不见脉，然尺中如一小见，脉再举头者，肾气也，若见损脉来至，为难治。《脉经》曰：冷气在胃中，故令脉不通。下利不见脉，则冷气客于脾胃。今尺②中时一小见，为脾虚，肾气所乘。脉再举头者，脾为肾所乘也，若尺中之脉更或减损，为肾气亦衰，脾复胜之，鬼贼相刑③，故云难治，是脾胜不应时也。

师曰：脉病人不病，名曰行尸，以无王气，卒眩仆不识人者，短命则死。脉者，人之根本也。脉病人不病，为根本内绝，形影④且强，卒然气脱，则眩运僵仆而死，不曰行尸而何？人病脉不病，名曰内虚，以无谷神，虽困无苦。人病脉不病，则根本内固，形虽日羸，止内虚尔。谷神者，谷气也，谷气既足，自然安矣。《内经》曰：形气有余，脉气不足者死；脉气有余，而形气不足者生。

趺阳脉滑而紧，滑者胃气实，紧者胃气强。趺阳之脉，以候脾胃，滑则谷气实，是为胃实，紧则阴气胜，是为胃强。持实击强，痛还自伤，以手把刃，坐作疮也。脾胃一实一强而相搏击，故令痛也，若一强一弱相搏，则不能作痛，此脾胃两各强实相击，腑脏自伤而痛，譬若以手把刃而成疮，岂非自贻其咎乎？

寸口脉浮而大，浮为虚，大为实。经曰：浮为虚。《内经》曰：

---

① 者：上图本无此字。
② 尺：上图本作"又"。
③ 刑：上图本作"形"。
④ 影：《注解伤寒论》作"虽"。

大则病进。浮则为正气虚，大则为邪气实。在尺为关，在寸为格，关则不得小便，格则吐逆。在尺则邪气关闭下焦，里气不得下通，故不得小便。在寸则邪气格拒上焦，使食不得入，故吐逆也。

趺阳脉伏而涩，伏则吐逆，水谷不化。伏则胃气伏而不宣，中焦关格，正气壅塞，故吐逆而水谷不化。涩则食不得入，名曰关格。涩则脾气涩而不布，邪气拒于上焦，故食不得入也。

趺阳脉大而紧者，当即下利，为难治。下利之脉当微小，今反紧者邪胜也。

寸口诸微亡阳。微为卫气微，故云亡阳。诸濡亡血。濡为荣血弱，故云亡血①。诸弱发热。弱为阴虚，虚则发热。诸紧为寒。紧为阳胜，故紧为寒。诸乘寒者则为厥。阴阳俱虚，而为寒邪乘之也。寒乘气虚，抑伏阳气不得宣发，遂成厥也。郁冒不仁，以胃无谷气，脾涩不通，口急不能言，战而栗也。郁冒者，谓昏冒不知人也；不仁者，谓强直而无觉也，为尸厥焉。以胃无谷气致脾涩不通于上下，故使口急不能言。战者寒在表也，栗者寒在里也。

问曰：濡弱何以反适十一头？师曰：五脏六腑相乘，故令十一。濡弱者，气血也。往反有十一头，头者，五脏六腑共有十一也。

问曰：何以知乘腑？何以知乘脏？师曰：诸阳浮数为乘腑，诸阴迟涩为乘脏也。腑，阳也。阳脉见者，为乘腑也。脏，阴也。阴脉见者，为乘脏也。

伤寒例

《阴阳大论》云：春气温和，夏气暑热，秋气清凉，冬气冷冽，此则四时正气之序也。春夏为阳，春温夏热者，阳之动，始于温，

---

① 血：原作"阳"，据上图本及《注解伤寒论》改。

盛①于暑故也。秋冬为阴，秋清冬寒者，以阴之动，始于清，盛①于寒故也。冬时严寒，万类深藏，君子固密，则不伤于寒，触冒之者，乃名伤寒耳。冬三月，纯阴用事，阳乃伏藏，水冰地坼，寒气严凝，当是之时，善摄生者，出处固密，去寒就温，则不伤于寒，其涉寒凉，伤冒霜雪为病者，谓之伤寒也。其伤于四时之气，皆能为病，春风、夏暑、秋湿、冬寒，谓之四时之气。以伤寒为毒者，以其最成杀厉之气也。热为阳，阳主生；寒为阴，阴主杀。阴寒为病，最为肃杀毒厉之气。中而即病者，名曰伤寒。不即病者，寒毒藏于肌肤，至春变为温病，至夏变为暑病。暑病者，热极重于温也。《内经》曰：先夏至日为温病，后夏至日为暑病。温暑之病，本伤于寒而得之，故太②医均谓之伤寒也。是以辛苦之人，春夏多温热病，皆由冬时触寒所致，非时行之气也。凡时行者，春时应暖而复大寒，夏时应大热而反大凉，秋时应凉而反大热，冬时应寒而反大温，此非其时而有其气。是以一岁之中，长幼多相似者，此则时行之气也。四时气候不正为病，谓之时行之气。时气所行为病，非暴厉之气，感受必同，是以一岁之中，长幼之病多相似也。夫欲候知四时正气为病，及时行疫气之法，皆当按斗历③占之。四时正气，春风、夏暑、秋湿、冬寒是也。时行者，时行之气是也。温者，冬时感寒至春发者是也。疫者，暴厉之气是也。占前斗建，审其时候之寒温，察其邪气之轻重而治之，故下文曰：九月霜降节后，宜渐寒，向冬大寒，至雨水正月节后，宜解也。所以谓之雨水者，以冰雪解而为雨水故也，至惊蛰二月节后，气渐和暖，向夏大热，至秋便凉。冬寒、春温、夏热、秋凉，为四时之正气也。从霜降以后，至春分以前，凡有触冒霜露，体中寒即病者，谓之

---

① 盛：上图本作"成"。
② 太：《注解伤寒论》作"大"。
③ 斗历：古代以北斗星斗杓运转所指以定四时，故称。

伤寒也。九月十月，寒气尚微，为病则轻；十一月十二月寒冽已严，为病则重；正月二月，寒渐将解，为病亦轻。此以冬时不调，适有伤寒之人，即为病也。此为四时正气，中而即病者也。其冬有非节之暖者，名曰冬温。冬温之毒与伤寒大异，冬温复有先后，更相重沓，亦有轻重，为治不同，证如后章。此为时行之气，前云冬时应寒而反大温者是也。从立春①节后，其中无暴大寒，又不冰雪，而有人壮热为病者，此属春时阳气发于外，冬时伏寒变为温病。此为温病也。《内经》曰：冬伤于寒，春必病温。从春分以后，至秋分节前，天有暴寒者，皆为时行寒疫也。三月四月，或有暴寒，其时阳气尚弱，为寒所折，病热犹轻；五月六月，阳气已盛，为寒所折，病热则重；七月八月，阳气已衰，为寒所折，病热亦微。其病与温及暑病相似，但治有殊耳。此为疫气也。是数者，以明前斗历之法，占其随时气候，发病寒热轻重不同耳。十五日得一气，于四时之中，一时有六气，四六名为二十四气也。节气十二，中气十二，共二十四。《内经》曰：五日谓之候，三②候谓之气，六气谓之时，四时谓之岁也。然气候亦有应至仍不至，或有未应至而至者，或有至而太过者，皆成病气也。疑漏"或有至而不去"此一句，按《金匮要略》曰：有未至而至，有至而不至，有至而不去，有至而太过，何故也？师曰：冬至之后，甲子夜半少阳起，少阳之时阳始生，天得温和，以未得甲子天因温和，此为未至而至也；以得甲子而天未温和，此为至而不至；以得甲子天气大寒不解，此为至而不去也；以得甲子而天温如盛夏五六月时，此为至而太过也。《内经》曰：至而和则平，至而盛则病，至而反者病，至而不至者病，未至而至者病。由是观之，其脱漏明矣。但天地动静，阴阳鼓击者，各正一气耳。《内经》曰：阴阳者，天地之道也。清阳为天，浊阴为地。动而不息，静而不移。

---

① 立春：《注解伤寒论》作"立秋"。

② 三：原作"二"，三候为一气。

天地阴阳之气，鼓击而生，春夏秋冬，寒热温凉，各正一气者也。是以彼春之暖，为夏之暑，彼秋之忿，为冬之怒。春暖为夏暑，从生而至长也；秋忿为冬怒，从肃而至杀也。是故冬至之后，一阳爻升，一阴爻降也。夏至之后，一阳气下，一阴气上也。十月六爻皆阴，坤卦为用，阴极阳来，阳生于子。冬至之后，一阳爻升，一阴爻降，于卦为复，言阳气得复也。四月六爻皆阳，乾卦为用，阳极阴来，阴生于午。夏至之后，一阳气下，一阴气上，于卦为姤，言阴得遇阳也。《内经》曰：冬至四十五日，阳气微上，阴气微下；夏至四十五日，阴气微上，阳气微下。斯则冬夏二至，阴阳合也；春秋二分，阴阳离也。阳生于子，阴生于午，是阴阳相接，故曰合。阳退于酉，阴退于卯，是阴阳相背，故曰离。《内经》曰：气至之谓至，气分之为分，至则气同，分则气异。阴阳交易，人变病焉。天地阴阳之气，既交错而不正，人所以变病。《内经》曰：阴阳相错，而变由生也。此君子春夏养阳，秋冬养阴，顺天地之刚柔也。《内经》曰：养生者，必顺于时，春夏养阳，以凉以寒；秋冬养阴，以温以热。所以然者，从其根故也。小人触冒，必婴①暴疹。须知毒烈之气，留在何经，而发何病，详而取之。不能顺四时调养，触冒寒温者，必成暴病，医者当在意审详而治之。是以春伤于风，夏生飧泄；当春之时，风气大行。春伤于风，风气通于肝，肝以春适王，风虽入之，不能即发，至夏肝衰，然后始动。风淫末疾，则当发于四肢。夏以阳气外盛，风不能外发，故攻内而为飧泄。飧泄者，下利水谷不化而色黄。夏伤于暑，秋必痎疟；当夏之时，暑气大行。夏伤于暑，夏以阴为主内，暑虽入之，势未能动，及秋阴出而阳为内主，然后暑动传阴而为痎疟。痎者，二日一发；疟者，一日一发也。秋伤于湿，冬生咳嗽；当秋之时，湿气大行。秋伤于湿，则干于肺，肺以秋适王，湿虽入之，不能即发，至冬肺衰，然后湿始动也。雨淫腹疾，则当发为下利。冬以阳气内固，湿气不能下行，故上逆而咳嗽也。

---

① 婴：《注解伤寒论》作“婴”，遭受。

冬伤于寒，春必病温。此必然之道，可不审明之？当冬之时，寒气大行。冬伤于寒，冬以阳为在①内，寒虽入之，热②未能动，及春阳出而阴为内主，然后寒动传阳而为温病。是感冒四时之正气为病，是必然之道。

　　若更感异气，变为他病，当依后坏病证而治之。若脉阴阳俱盛，重感于寒者，变为温疟。异气者，为先病未已，又感别异之气也。两邪相合，变为他病。脉阴阳俱盛者，伤寒之脉也。《难经》曰：伤寒之脉，阴阳俱盛而紧涩。经曰：脉盛，身寒得之。伤寒则为前病，热未已，再感于寒，寒热相搏，变为温疟。阳③脉浮滑，阴脉濡弱者，更遇于风，变为风温。此前热未歇，又感于风者也。《难经》曰：中风之脉，阳浮而滑，阴濡而弱。风来乘热，故变风温。阳脉洪数，阴脉实大者，遇温热变为温毒，温毒为病最重也。此前热未已，又感温热者也，阳主表，阴主里，洪数实大，皆热也。两感相合，变为温毒。以其表里俱热，故为病最重也。阳脉濡弱，阴脉弦紧者，更遇温气，变为温疫。此以冬伤于寒，发为温病，脉之变证，方治如说。此前热未已，又感温气者也，温热相合，变为温疫。凡人有疾，不时即治，隐忍异差，以成痼疾。小儿女子，益以滋甚。小儿气血未全，女子血室多病，凡所受邪，易于滋蔓。时气不和，便当蚤④言，寻其邪由，及在腠理，以时治之，罕有不愈者。患人忍之，数日乃说，邪气入脏，则难可制，此为家有患，备虑之要。邪在皮肤，则外属阳而易治，邪传入里，则内属阴而难疗。《内经》曰：善治者治皮毛，其次治肌肉，其次治筋骨，其次治六腑，其次治五脏。治五脏者，半死半生也。昔桓侯怠于皮肤之微疾，以至骨髓之病，家有患者可不备虑？凡作汤药，不可避晨夜，觉

---

① 在：《注解伤寒论》作"主"。
② 热：《注解伤寒论》作"势"。
③ 阳：原作"阴"，据上图本改。
④ 蚤：通"早"。《淮南子·天文训》曰："日至于曾泉，是谓蚤食。"下同。

病须臾即宜便治，不等早晚，则易愈矣。若或差迟，病即传变，虽欲除治，必难为力。服药正如方法，纵意违师，不须治之。凡伤寒之病，多从风寒得之。始起表中风寒，入里则不消矣。未有温覆而当不消散者。不在证治，拟欲攻之，犹当先解其表，乃可下之。若表已解而内不消，非大满，大生寒热，则病不除。若表已解而内不消，大满大实，坚有燥屎，自可除下之。虽四五日，不能为祸①也。若不宜下而便攻之，内虚热入，协热遂利，烦躁诸变，不可胜数。轻者困笃，重者必死矣。夫阳盛阴虚，汗之则死，下之则愈；阳虚阴盛，汗之则愈，下之则死。

表为阳，里为阴。阴虚者阳必凑之，阳盛之邪，乘其里虚而入于腑者，为阳盛阴虚也。下之，除其内热而愈。若反汗之，则竭其津液而死。阴盛之邪，乘其表虚客于营卫之中者，为阳虚阴盛也。汗之，散其表寒则愈。若反下之，则脱其正气而死矣。夫如是，则神丹安可以妄发，甘遂何可以妄投？虚盛之治，相背千里；吉凶之机，应若影响，岂容易哉！

神丹者，发汗之药也。甘遂者，攻下之药也。汗下当则吉，汗下不当则凶。其应如影随形，响应声。

---

① 祸（gù 固）：同"祸"。

卷第二

六经论治

《内经》云：尺寸俱浮者，太阳受病也。当一二日发，以其脉上连风府，故头项痛、腰脊强。太阳为三阳之长，其气浮于外，故尺寸俱浮。是邪气初入皮肤外，在表也，当一二日发。风府，穴名也，项中央。太阳之脉从巅入络脑，还出别下项，是以上连风府，其经循肩膊，内侠脊，抵腰中，故病头项痛、腰脊强。尺寸俱长者，阳明受病也。当二三日发，以其脉侠鼻，络于目，故身热、目疼、鼻干、不得卧。阳明血多气少，尺寸俱长者，邪并阳明而血气渐溢也。太阳受邪不已，传于阳明，是当二三日发。其脉侠鼻者，阳明脉起于鼻，交𬱟中，络于目，阳明之脉正上𬱟颊，还出，系目系。身热者，阳明主身之肌肉。《针经》曰：阳明气盛，则身以前皆热。目疼鼻干者，经中客邪也。不得卧者，胃气逆不得从其道也。《内经》曰：胃不和则卧不安。尺寸俱弦者，少阳受病也。当三四日发，以其循胁络于耳，故胸胁痛而耳聋。《内经》曰：阳中之少阳，通于春气。春脉弦，尺寸俱弦者，知少阳受邪也，二三日，阳明之邪不已，传于少阳，是当三四日发胸胁痛而耳聋者，经壅而不利也。此三经皆受病，未入于腑，可汗而已。三阳受邪，为病在表，法当汗解。然三阳亦有便入腑者，腑入则宜下，故云未入于腑者，可汗而已。尺寸俱沉细者，太阴受病也。当四五日发，以其脉布胃中，络于嗌，故腹满而嗌干。阳极则阴受之，邪搏三阳既遍，次乃传于阴经。在阳为在表，在阴为在里，邪在表则见阳脉，邪在里则见阴脉。阳邪传阴，邪气内陷，故太阴受病，而脉尺寸俱沉细也。是三阳传于太阴，是当四五日发。邪入于阴，则渐成热。腹满而嗌干者，脾经壅而成热也。尺寸俱沉者，少阴受病也。当五六日发，以其脉贯肾，络于肺，系舌本，故口燥舌干而渴。少阴，肾水也，性趋下。少阴受病，脉尺寸俱沉也。四五日太阴之邪不已，至五六日则传于少阴也，是少阴病当五六日发。人伤于寒，则为病热，谓始为寒，而终成热也。少阴为病，口燥舌干而渴，邪传入里，热气以渐作也。尺寸俱微缓者，厥阴受病也。当六七日发，以其脉循阴器，络于肝，故烦满而囊缩。缓者，风脉也。厥阴筋脉微缓，邪传厥阴，热气已剧，近于风也，当六七日发。以少阳邪传于厥阴，烦满而囊缩者，邪气聚于内也。此三经皆受病，已入于腑者，可下而已。三阴受邪为病在里，于法当下。然三阴亦有在经者，在经则宜汗，故云已入于腑者，可下而已。经曰：临病之工，宜须两审。若两感于寒者，一日太阳受之，即与少阴俱病，则头痛、口干、烦满而渴；二日阳明受之，即与太阴俱病，则腹满、身热、不欲食、谵语；三日少阳受之，即与厥阴俱病，则耳聋、囊缩而厥，水浆不入，不知人者，六日死。若三阴三阳、五脏六腑皆受病，则荣卫不行，腑脏不通，则死矣。谓三日六经俱病，营卫之气不得行于内外，腑脏之气不得通于上下，至六日脏腑俱尽，荣卫绝则殆矣。其不两感于寒，更不传经，不加异气者，至七日太阳病衰，头痛少愈也；八日阳明病衰，身热少歇也；九日少阳病衰，耳聋微闻也；十日太阴病衰，腹减如故，则思饮食；十一日少阴病衰，渴止，舌干已而嚏也；十二日厥阴病衰，囊纵，少腹微下，大气皆去，病人精神爽慧也。六日传遍，三阴三阳之气皆和，大邪之气皆去，故病人精神爽慧也。若过十三日以上不间，尺寸陷者，大危。间者，瘥也。十二日传经尽，则当瘥愈。若过十三日以上不瘥，尺寸之脉沉陷者，即正气衰，邪气独胜，故云大危。

足太阳膀胱经

伤寒一二日，发热恶寒，头项痛，腰脊强，其脉尺寸俱浮，此足太阳膀胱经受病。与少阴肾经为表里，其脉从目内眦上头，连于风府，分为四道，下项，并正别脉，上下六道，以行于背与身为经。太阳之经，为诸阳主气也。

太阳中风，阳浮而阴弱。阳浮者，热自发；阴弱者，汗自出。阳以候卫，阴以候营。阳脉浮者，卫中风也；阴脉弱者，荣气弱也。风并于卫，则卫实而营虚，故发热，汗自出也。经曰：太阳病，发热汗出者，此为营弱卫强者是也。啬啬恶寒，啬啬者，不足也，恶寒之貌，故营虚则恶寒也。淅淅恶风，淅淅者，洒淅也，恶风之貌，故卫虚则恶风也。翕翕发热，翕翕者，熇熇①然而热也，若合羽所覆，言热在表也。鼻鸣干呕者，桂枝汤主之。鼻鸣干呕者，风壅而气逆也，与桂枝汤和营卫而散风邪也。

桂枝汤方凡一十八证，布在诸法条下。太阳一十四证，阳明二证，太阴、厥阴各一证。

桂枝三两　芍药三两　炙甘草二两

上件剉如麻豆大，每服七钱，水一盏半，生姜五片，大枣二枚，煎至一大盏，去柤②，温服，须臾啜热稀粥，以助药力，温覆令一时许，遍身漐漐③微似有汗者益佳，不可令如水流漓，病必不除。

桂枝汤，西北二方居处四时行之，无不应验，江淮间惟冬及春可行之，自春末及夏至以前，桂枝证加黄芩二钱半，谓之阳旦汤。

夏至以后，桂枝证可加知母半两，石膏一两，黄芩二钱半。

若病人素虚寒，止用古方，不在加减。

此方非特治伤寒而然，驱以杂治，无往而不可。

若妇人作躯产后中风，若诸卒中风，亡阳自汗者用之。

---

① 熇（hè贺）熇：炽盛貌。

② 柤（zhā渣）：渣滓。

③ 漐（zhí直）漐：出汗的样子。

黄病加黄芪。

痓病加栝蒌。

去芍药加皂荚以治肺痿。

去芍药加麻黄、附子、细辛以治气分。

去姜、枣加五味子、当归以治血痹。

去姜、枣加黄芪、当归以治虚劳。

女子梦交通、男子失精则加龙骨、牡蛎。

寒疝腹痛灸刺不已，则入乌头煎。

减桂去枣，又可疗小户嫁痛连日者也。

除桂加白薇、附子，又可疗虚羸，发热汗出者也。噫！世之昧者，偶得一方，隐秘不示，以为举世之方，莫能尚也，及其用之鲜获全效，殊不知不察病源，不知通变，亦末如之何也矣！所谓学方三年，无病可治，治病三年，无方可用，是惟仲景因其证而加减之，千变万化举治咸应。昔人以为其效若神，而为诸方之祖者是也。

《内经》曰：辛甘发散为阳。桂枝汤，辛甘之剂也，所以散风邪。又云风淫所胜，平以辛酸，佐以苦甘，以甘缓之，以酸收之。是以桂枝为主，芍药、甘草为佐也。又云风淫于内，以甘缓之，以辛散之。是以生姜、大枣为使也。

太阳病，头痛发热、身疼腰痛、骨节疼痛、恶风无汗而喘者，麻黄汤主之。此太阳伤寒也，寒则伤荣，头痛身疼腰痛，以致牵连骨节疼痛，太阳经营血不利也。《内经》曰：风寒客于人，使人毫毛毕直。皮肤闭而为热者，寒在表也。风并于卫，卫实而营虚者，自汗出而恶风寒也；寒并于荣，荣实而卫虚者，无汗而恶风也。以营强卫弱，故气逆而喘，与麻黄汤以发其汗。

麻黄汤方凡八证：太阳四证，阳明四证。余证附于诸法条下。

麻黄一两半，去根节　桂枝一两　甘草炙，半两　杏仁去皮尖，三十五个

上件剉如麻豆大，水三盏，先煮麻黄三钱，去上沫，上沫生烦，故去之。内诸药三钱、杏仁七个，再煎至一盏半，去柤，温服，覆取微汗为佳，不须歠①粥，夏月加减，依桂枝汤方法。

《内经》曰：寒淫于内，治以甘热，佐以苦辛。麻黄、甘草开肌发汗，桂枝、杏仁散寒下气。

足阳明胃经

伤寒二三日，身热，目疼，鼻干，不得卧，其脉尺寸俱长，此足阳明经受病。与足太阴脾经为表里，其脉起侠鼻，络于目，下咽，分为四道，并正别脉，六道上下行腹，纲维于身。盖诸阳在表，于阳明主肌肉，络于鼻。

阳明病，脉迟，虽汗出，不恶寒者，其身必重，短气，腹满而喘，有潮热者，此外欲解，可攻里也。手足濈然而汗出者，此大便已硬也，大承气汤主之。阳明病，脉迟，若汗出多至发热恶寒者，表未解也；若脉迟，虽汗②出而不恶寒者，表证罢也；身重短气，腹满而喘，有潮热者，热入腑也；四肢者，诸阳之本，津液足，为热蒸之，则周身汗出；津液不足，为热蒸之，其手足濈然而汗出，知大便已硬也，故与大承气汤，以下其胃热③。

大承气汤方凡二十五证：阳明一十六证，少阳三证，可下六证。

大黄四两　厚朴半斤，制　枳实五枚　芒硝二两

上件剉如麻豆大，水二盏，先煮枳实、厚朴四钱半，次入大黄二钱，再煎一沸，去柤，内芒硝二钱，更煎一沸，温服，

---

① 歠（chuò 辍）：饮；喝。

② 虽汗：上图本作"汗虽"。

③ 热：上图本作"气"。

取利①为度。

《内经》曰：燥淫所胜，以苦下之。大黄、枳实之苦以润燥除热，又曰燥淫于内，治以苦温，厚朴之苦以下结燥，又曰：热淫所胜，治以咸寒。芒硝之咸以攻蕴热。

阳明病，潮热，大便微硬者，可与大承气汤，不硬者，不可与之。潮热者实，得大便微硬者，便可攻之。若不硬者，则热②未成实，虽有潮热，亦未可攻。若不大便六七日，恐有燥屎，欲知之法，少与小承气汤。汤入腹中，转矢气者，此有燥屎，乃可攻之。若不转矢气者，此但初头硬，后必溏，不可攻之。攻之必胀满，不能食也。若不大便六七日，恐有燥屎，当先与小承气汤颐之。如有燥屎，小承气汤热③势缓，不能宣泄，必转气下矢。若不转矢气，是胃中无燥屎，但肠间少硬尔，止初头硬后必溏，攻之则虚其胃气，致腹中胀满不能食也。欲饮水者，与水则哕。其后发热者，必大便复硬而少也，以小承气汤和之。不转矢气者，慎不可攻也。胃中干燥则欲饮水，水入胃中，虚寒相搏，气逆则哕，其后却发热者，则热气乘虚还复聚于胃中，胃燥得热，必大便复硬而少，与小承气汤，微利与和之，故以重云不转矢气，不可攻内，慎之至也。

小承气汤方凡八证：阳明五证，太阳二证，下利一证。

大黄四两　厚朴二两　枳实半两

上件剉如麻豆大，每服七钱，水一盏半，煎至七分，去粗，温服，以利为度。

大热结实者，与大承气汤；小热微结者，与小承气汤。以热不大甚，故于大承气汤去芒硝，又以结不至坚，故不减厚朴、

---

① 利：大便通。
② 热：上图本作"实"。
③ 热：《注解伤寒论》作"药"。

枳实也。

太阳病三日，发汗不解，蒸蒸发热者，属胃也，调胃承气汤主之。蒸蒸者如火熏蒸，言其热也。太阳病三日发汗不解，则表邪已罢，蒸蒸发热，胃热为甚，调胃承气汤以下胃热。

调胃承气汤方凡十一证：太阳三证，阳明八证。

甘草一两　芒硝一两七钱半　大黄二两

上件剉如麻豆大，每服五钱，水一盏半，煎至七分，去粗，温服。

《内经》曰：热淫于内，治以咸寒，佐以苦甘。芒硝咸寒以除热，大黄苦寒以荡实，甘草甘平，助二物推陈而缓中。

足少阳胆经凡一证

伤寒三四日，胸胁痛而耳聋，或口苦舌干，往来寒热而呕，其脉尺寸俱弦，此足少阳胆经受病。与足厥阴肝经为表里，其脉起于目外眦，络于耳，分为四道，下缺盆，循于胁，并正别脉，六道上下，主经营百节，流气三部。

伤寒五六日，中风，往来寒热，胸胁苦满，默默不欲食，心烦喜呕，或胸中烦而不呕，或渴，或腹中痛，或胁下痞硬，或心下悸、小便不利，或不渴、身有微热，或咳者，与小柴胡汤主之。病有在表者，有在里者，有在表里之间者。此邪气在表里之间，谓之半表半里证。五六日，邪气自表入里之时。中风者，或伤寒至五六日也。《玉函》曰：中风五六日，伤寒，往来寒热即是。或中风，或伤寒，非是伤寒再中风，中风复伤寒也。经曰：伤寒中风，有柴胡证，但见一证便是，不必悉具者。正是谓或中风，或伤寒也。邪在表则寒，邪在里则热。今邪在半表半里之间，未有定处，是以寒热往来。邪在表，则心腹不满，邪在里，则心腹胀满。今止言胸胁苦满，知邪气在表里之间，未至于心腹满，然则胸胁苦满，明是邪在半表半里之界也。默默，静也。邪在表则呻吟不安，邪在里则烦躁闷乱。《内经》曰：阳入之阴则静。默默者，邪方自表之里，在表里之间也。邪在表则能食，邪在里则不能食，不欲食者，邪在表里之间，未至于心，不欲食也。邪在表，则不烦不呕，邪在里，则烦满而呕。心烦喜呕者，邪在表方传里也。邪初入里，未有定处，则所传不一，故有或为之证。有柴胡证，但见一证便是，不必悉具，即是或为之证。少阳，阳之少也，本属太阳，其病不解转入少阳者。

小柴胡汤方凡一十三证：少阳一证，太阳九证，劳复二证。

柴胡四两　人参一两半　炙甘草一两半　黄芩一两半　半夏一两一分

上件剉如麻豆大，每服七钱，水一盏半，生姜三片，大枣二枚，同煎至七分，去柤，温服。

后有加减法。

《内经》曰：热淫于内，以苦发之。柴胡、黄芩之苦以发传变之热。里不足者，以甘缓之。人参、甘草之甘以缓中和之气。邪半入里则里气逆，辛以散之。半夏以除①烦呕。邪在半表则营卫争之，辛甘解之。姜枣以和营卫。

若胸中烦而不呕，去半夏、人参，加栝蒌实一枚。甘者令人中满，方才热聚，故不用人参之补。辛散逆气既不呕，无用半夏之辛温。去热宜寒，疗聚宜苦，栝蒌实苦寒以泄胸中蕴热。若渴者，去半夏，加人参，合前成四两半，栝蒌根四两。半夏燥津液，非渴者所宜。人参甘而润，栝蒌根苦而凉，彻热生津惟二物为当。若腹中痛者，去黄芩，加芍药。去黄芩，恶其寒中，加芍药以通其壅。若胁下痞硬，去大枣，加牡蛎四两。甘令人中满，痞者去大枣之甘。咸以软之，痞硬者加牡蛎之咸。若心下悸，小便不利者，去黄芩，加茯苓四两。饮而水畜不行为悸，小便不利。《内经》曰：肾欲坚，急食苦以坚肾，则水益坚，故去黄芩。淡味渗泄为阳，茯苓甘淡以泄伏水。若不渴，外有微热者，去人

---

① 除：上图本作"治"。

参，加桂三两，温覆，取微汗，愈。不渴者，里和也，故去人参。外有微热，表未解也，加桂以发汗。若咳者，去人参、大枣、生姜，加五味子半升，干姜二两。咳者，气逆也。甘则壅气，故去人参、大枣。《内经》曰：肺欲收，急食酸以收之。五味子之酸以收逆气。肺寒则咳，散以辛热，故去生姜，以取干姜之热也。

凡此治伤寒而然，若夫攻治杂病抑亦多矣。《金匮》曰：诸黄，腹痛而呕者用之。

妇人草蓐中风，四肢苦烦热，头痛者用之。

产妇有三病，一曰痉，二曰郁冒，三曰大便难。何谓也？师曰：新产血虚，多汗，喜中风，故令病痉。何谓郁冒？师曰：亡血复汗，寒多，故令郁冒，其脉微弱，不食，大便反硬，但头汗出，所以然者，以亡血而厥，厥而必冒。冒家欲解，必大汗出，血虚下厥，孤阳上出，故头汗出。所以产妇喜汗出者，亡阴血虚，阳气独盛，故当汗出，阴阳乃复，所以大便难，不能食者用之。

国医孙用和用此药以治瘴疫，疟痢久则面黄肌瘦，不惟新旧浅深，悉皆主之。

心胸痞塞，不思饮食，加去白橘皮。

喘加杏仁。

大便秘加大黄。

胁下痞硬而痛，加牡蛎、大段，三五剂立保痊安。

去半夏、人参，加栝蒌实，名黄龙汤，以其治赤白痢尤良，药中无如此妙。盖痢疾多因伏暑得之，连进此数服而愈。

足太阴脾经 凡三证

伤寒四五日，腹满咽干，手足自温，或自利，或腹满时痛，其脉尺寸俱沉细，此足太阴脾经受病。与足阳明胃经为表里，为三阴之首，其脉布于脾胃，络于咽喉。

本太阳病，医反下之，因尔腹满时痛者，属太阴也，桂枝加芍药汤主之。表邪未罢，医反下之，邪因乘虚，传于太阴，里气不和，故腹满时痛，与桂枝汤以解表，加芍药以和里。

桂枝加芍药汤方

桂枝三两　甘草二两　芍药六两

上件剉如麻豆大，每服七钱，水一盏半，生姜三片，枣二枚，同煎至七分，去粗，温服。

自利不渴者，属太阴，以其脏有寒故也，当温之，宜服四逆辈。自利而渴者属少阴，为寒在下焦；自利不渴者属太阴，为寒在中焦，与四逆等汤以温其脏。

大实痛者，桂枝加大黄汤主之。大实大满自可除下之，故加大黄以下其大实。

桂枝加大黄汤方

桂枝一两半　芍药三两　甘草炙，一两　大黄二两　痛甚者加大黄

上件剉如麻豆大，每服七钱，水一盏半，生姜三片，枣二枚，同煎至七分，去粗，温服。

足少阴肾经凡二十三证

伤寒五六日，口燥舌干而渴，或口中和而恶寒，其脉尺寸俱沉，此足少阴肾经受病。与足太阳膀胱经为表里，其脉起于小指之下，斜趣①足心，别行者入跟中，上至股内后廉，贯肾，络膀胱，直行者从肾上贯肝膈，入肺中，系舌本。

少阴病，始得之，反发热，脉沉者，麻黄附子细辛汤主之。

---

① 趣：通"趋"。趋向，奔向。《诗经·大雅·棫朴》曰："左右趣之。"

卷第二

三七

少阴病，当无热恶寒，今反发热者，邪在表也，虽脉沉，以始得之则邪气未深，亦当以温剂发汗散邪。

麻黄附子细辛汤方

麻黄二两，去节　细辛二两　附子一枚，炮，去皮尖

上件，剉如麻豆大，每服七钱，水一盏半，煎至七分，去粗，温服。

《内经》曰：寒淫于内，治以甘热，佐以苦辛，以辛润之。麻黄之甘，以解少阴之寒，细辛、附子之辛，以温少阴之经。

少阴病，得之二三日，麻黄附子甘草汤，微发汗，以二三日无里证，故微发汗也。二三日邪未深也，既无吐利厥逆诸里证，则可与麻黄附子甘草微汗以散之。

麻黄附子甘草汤方

麻黄二两，去节　甘草二两，炙　附子一枚，炮，去皮脐

上件剉如麻豆大，每服七钱，水一盏半，煎至七分，去粗，温服。

麻黄、甘草之甘以散表寒，附子之辛以温寒①气。

足厥阴肝经凡一十九证

伤寒六七日，烦满囊缩，其脉尺寸俱微缓，此足厥阴肝经受病。与足少阳胆经为表里，厥者尽也。《灵枢经》曰：亥为左足之厥阴，戌为右足之厥阴，两阴俱尽，故曰厥阴。夫阴尽为晦，阴出为朔。厥阴者，以阴尽为义也，其脉循阴器而络于舌本。

脉浮而缓，囊不缩，外证必发热恶寒，形似疟者，为欲解也。桂枝麻黄各半汤。

若脉尺寸俱沉者，囊必缩，毒气入脏，承气汤下之。此二法

---

① 寒：原作"热"，据《注解伤寒论》改。

布在诸证条下。

厥阴病，手足厥寒，脉细欲绝者，当归四逆汤主之。手足厥寒者，阳气外虚，不温四末。脉细欲绝者，阴血内热，脉行不利，与当归四逆汤，助阳生阴也。若其人内有久寒者，加吴茱萸、生姜。以散久寒而行阳气。

当归四逆汤方

当归　桂枝　芍药　细辛各一两半　通草　甘草炙。各一两

上件剉如麻豆大，每服七钱，水一盏半，枣三枚，同煎至七分，去粗，温服。

《内经》曰：脉者，血之府也。诸血者，皆属心通脉，故必先补心益血。苦先入于心，当归之苦以助心血。心苦缓，急食甘以缓之，大枣、甘草、通草之甘以缓心血。

伤寒六七日，大下后，寸脉沉而迟，手足厥逆，下部脉不至，咽喉不利，唾脓血，泄利不止者，为难治，麻黄升麻汤主之。伤寒六七日，邪传厥阴之时，大下之后，下焦气虚，阳气内陷，寸脉迟而手足厥逆，下部脉不至。厥阴之脉，贯膈，上注肺，循喉咙，在厥阴随经射肺，因亡津液，遂成肺痿，咽咙不利，而唾脓血也。《金匮要略》曰：肺痿之病，从何得？被快药下利，重亡津液，故得之。若泄利不止者，为里气大虚，故云难治，与麻黄升麻汤，以调肝肺之气。

麻黄升麻汤方

麻黄二两，去节　升麻　当归各一两一分　知母　黄芩　萎蕤各三分　芍药　桂枝　麦冬去心　茯苓　石膏碎，绵里煎　甘草炙　白术　干姜炮。以上各一分

上件剉如麻豆大，每服一两，水二盏，煎至七分，去粗，温服。

《玉函》曰：大热之气，寒以取之，甚热之气，以汗①发之。麻黄、升麻之甘，以散浮热；正气虚者，以辛润之。当归、桂、姜之辛，以散寒；上热者，以苦泄之。知母、黄芩之苦，凉心去热；津液少者，以甘润之。茯苓、白术之甘，缓脾生津；肺燥气热，以酸收之，以甘缓之。芍药之酸，以敛逆气，萎蕤、门冬、石膏、甘草之甘，润肺除热。

伤寒，本自寒下，医复吐下之，寒格，更逆吐下，若食入口即吐，干姜黄连黄芩人参汤主之。伤寒邪自传里②，为本自寒下，匮瓯吐下，捐伤正气，寒气内为格拒。经曰：格则吐逆，食入口即吐，谓之寒格。更复吐下，则重虚而死，是更逆吐下，与干姜黄连黄芩人参汤，以通寒格。

干姜黄连黄芩人参汤方

干姜炮　黄连　黄芩　人参以上各一两

上件剉如麻豆大，每服七钱，水一盏半，煎至七分，去粗，温服。

辛以散之，甘以缓之，干姜、人参之甘辛以补正气。苦以泄之，黄连、黄芩之苦以通寒格。

六经禁忌

足太阳为诸阳之首，禁下之太早。发于阳，下之早，则为结胸；发于阴，下之早，则为痞气。若邪气在经，不渴，小便清，知邪气未入于里，只宜解表。若表未解，便与五苓散利小便，谓之唤贼入家，不可与之。若已渴表证罢，知谷消水去形亡，将转阳明，急与五苓散，利其小便而彻去邪气，使不传阳

---

① 汗：《金匮玉函经》作"寒"。
② 里：《注解伤寒论》作"表"。

明而愈。仲景云：汗家不得重发汗，为重亡津液，必成血结膀胱。若表证全在，虽数汗不为逆。若小便利，不得更利小便，为津液内耗而生虚烦。若小便黄赤，急宜利之，如失利则痞塞而发黄也。

足阳明有二禁：尺寸脉俱长，身热，目痛，鼻干，不得卧，禁发汗；夫胃者，血也，不主小便，禁利小便。禁发汗，利小便，是重损津液，故禁之。经云：两阳合明曰阳明。阳明为生杀之本，喜清而恶热，故有此禁。足少阳，阳之少也，禁发汗，禁下，禁利小便，何谓也？经曰：太阳、阳明水火之间，下之犯太阳，汗之、利小便犯阳明，故有三禁，且胆无出无入。若犯此禁，传变凶恶，是犯生发之气故也。仲景惟与小柴胡汤和解之，柴胡证不必悉具，但有一证，皆用柴胡之法。

足太阴经，其脉尺寸俱沉细，其证腹满嗌干，禁下之，谓太阳不解，医下之传里故也。

足少阴经，其脉尺寸俱沉，其证口燥舌干而渴，禁发汗，谓脉沉在里故也。

足厥阴经，其脉尺寸俱微缓，其证烦满而囊缩，禁下、禁发汗。经云：两阴交尽曰厥阴，厥阴为生化之源，喜温而恶清，故有此禁。

大抵三阴非胃实不得下，此三阴无传经，止胃实可下也。

太阳证一下有八变

本太阳在表，不应下而医反下之，其变有八：太阳病下之后，其气传变，其脉促者为阳盛。下后脉促，为阳胜阴，故不作结胸，为欲解。

下后脉浮，为上焦阳邪结而为结胸。经曰：结胸者，寸脉浮，关脉沉也。

下后脉紧，则太阳之邪传少阴。经曰：脉紧者，属少阴。《内经》曰：邪客于少阴之络，令人咽痛，不能纳食，所以脉紧者，必咽痛。

下后脉弦，则太阳之邪传少阳。经曰：尺寸俱弦者，少阳受病也，其脉循胁络于耳，所以脉弦者，必两胁拘急也。

下后脉细数，为邪未传里而伤气也，细为气少，数为在表，故头痛未止也。

下后脉沉紧，则太阳之邪传于阳明，为里实。沉为在里，紧为寒实，阳明里实，故必欲呕也。

下后脉沉滑，则太阳之邪传于肠胃，以滑为阴气有余，知邪气入里，干于下焦，沉为血胜气虚，是为协热利也。

下后脉浮滑，浮为气胜血虚，是知必下血也。经曰：不宜下而便攻之，诸变不可胜数，此之谓也。

卷第三

论恶寒恶风背恶寒脉证并治第一

三者均为在表，然亦有虚实之分。恶寒为风寒客于营卫之中，则洒淅然而寒也。惟其营卫之受风寒，则啬啬然不欲舒也。其恶寒则不待风而寒，虽身有大热而不欲去衣者是也。《黄帝针经》曰：卫气者，所以温分肉而充皮肤，肥腠理而司开阖者也。风邪中于卫则必恶风，何以言之？风则伤卫，寒则伤营，为风邪所中，于分肉不温而热矣，皮毛不克而缓矣。腠理失其肥，则疏而不密矣；开阖失其司，则泄而不固矣。经曰：发热而恶寒者，发于阳也，可发汗，宜麻黄汤；无热而恶寒者，发于阴也，当温之，宜理中汤。此二证有阴阳之别，无热恶风，悉属于阳，阴证并无恶风之例。无汗而恶寒者，则为伤寒，当发其汗，麻黄汤主之。汗出而恶寒者，则为中风，当解其肌，桂枝汤主之。又有止称背恶寒者，背为胸之府，诸阳受气于胸中而转行于背。背为阳，腹为阴。阳气不足，阴寒气盛，则背为之恶寒，亦有二证焉。少阴病一二日，口中和，而背恶寒者，当灸之，处以附子汤者是矣，此为阴寒气盛者也。若阴气不足，阳气内入阴中，乘表阳新虚而背恶寒，此为阳气内陷。经曰：伤寒无大热，口燥渴，心烦，背恶寒者，白虎加人参汤主之是也。二者均是背恶寒，要辨阴阳寒热之不同，亦于口中润燥可知矣。

太阳中风，脉浮紧，发热恶寒，身疼痛，不汗出而烦躁者，大青龙汤主之。若脉微弱，汗出恶风者，不可服，服之则厥逆，筋惕肉𥆧，此为逆也。以真武汤救之。

发汗，病不解，及恶寒者，虚故也，芍药甘草附子汤主之。

少阴病，得之一二日，口中和，其背恶寒者，当灸之，附子汤主之。

少阴病，身体痛，手足寒，骨节痛，脉沉者，附子汤主之。

论发热潮热寒热脉证并治第二

发热者，谓怫怫①然发于皮肤之间，熇熇然散而成热者是也。有谓翕翕发热者，有谓蒸蒸发热者，此②轻重表里之不同。翕翕发热者，谓若合羽所覆，明其热在外也，与桂枝汤以散之；蒸蒸发热者，谓熏蒸之蒸，明其热在内也，与调胃承气汤下之。潮热者，如潮水之潮，其来不失其时，一日一发，指时而发者，谓之潮热。潮热属阳明，必于日晡所发。胃属土，应时而旺于四时，应日而王于申未。潮热属胃者明矣，此外邪已除，里实可攻者也。又有寒热者，邪正分争，往来寒热是也。盖正气不为之争，但热而无寒；争则气郁，不发于外，而寒热生焉。是以往来寒热，属半表半里③之证，小柴胡汤主之。病至十余日而热结在里，复往来寒热者，可与大柴胡汤下之。其余发热恶寒，热多寒少，脉微弱者，此无阳也，不可发汗，亦不可下，宜桂枝二越婢一汤主之。

太阳病，过经十余日，反二三下之，后四五日，柴胡证仍在者，先与小柴胡汤；呕不止，心下急，郁郁微烦者，为未解也，与大柴胡汤，下之则愈。

伤寒十三日不解，胸胁满而呕，日晡所小有潮热，已而微

① 怫怫：滞留、郁结之状。
② 此：上图本作"是"。
③ 半表半里：上图本作"半里半表"。

利，此本以柴胡下之以不得利，今反利者，知医以丸药下之，非其治也。潮热者，实也，先宜小柴胡汤以解外，后以柴胡加芒硝汤主之。

伤寒五六日，已发汗而复下之，胸胁满微结，小便不利，渴而不呕，但头汗出，往来寒热者、心烦者，此为未解也，柴胡桂枝干姜汤主之。

伤寒六七日，发热微恶寒，肢节烦疼，微呕，心下支结，外证未去者，柴胡加桂枝汤①主之。

论自汗无汗头汗手足汗脉证并治第三

自汗，谓不因发散而自然汗出者是也。经曰：阳气卫外而为固也。卫为阳，言其卫护皮肤，肥实腠理，禁固津液，不得妄泄。汗者，干也。邪气干于卫气，不能卫固于外，则皮肤为之缓，腠理为之疏，繇是津液外泄，濈濈②然润，染染然出，谓之自汗也。然自汗有九证，卫不和之自汗，风邪干于卫也，宜桂枝汤；伤风自汗，汗出恶风，宜桂枝汤；风湿自汗，身重多眠，鼻息必鼾，语言难，脉阴阳俱浮，宜葳蕤汤；中湿自汗，然当喜汗，不可止之；中暑自汗，白虎汤；阳明经自汗，不可利小便，以汗多，津液外出，胃中干燥，故大便必硬，谵语者，调胃承气汤；亡阳自汗，太阳证发汗过多，遂漏不止，其人恶风，当温其经，宜桂枝加附子汤；柔痓自汗，太阳病发热，脉沉细，独头摇，卒口噤，背反张，汗出不恶寒者，小续命汤；霍乱自汗，吐利汗出，发热恶寒，四肢拘急，手足厥冷者，四

---

① 柴胡加桂枝汤：《伤寒论》作"柴胡桂枝汤"。

② 濈（jí急）濈：汗出。

逆汤。此皆自汗者也。寒邪中经，腠理致密，津液内渗则无汗。或水饮内蓄，与夫亡阳久虚，皆令无汗。太阳病，恶风无汗而喘；及脉浮紧，无汗发热；及不汗出而烦躁；阳明病，反无汗而小便利，二三日呕而咳，手足厥，若头痛，鼻干不得汗；脉浮无汗而喘，与夫刚痉无汗，此数者，皆寒邪在表而无汗者也。又阳明病，无汗，小便不利，心中懊憹，身必发黄；及伤寒发热无汗，渴欲饮水者，白虎加人参汤；三阴无病不得有汗，此数者，皆邪行于里而无汗者也。又阳虚则津液衰少，故无汗。经所谓脉浮而迟，迟为无阳，不能作汗，其身必痒；阳明病，反无汗，其身如虫行皮中之状。此数者，皆阳虚无汗者也。尤汗有七证，惟太阳可发汗，宜麻黄汤，其余诸经则不得有汗。头者，诸阳之会。邪传诸阳，津液上凑，则汗见于头，其证有五。伤寒五六日，已汗下，胸胁满微结，小便不利，渴而不呕，但头汗出，往来寒热，心烦者，此表未解也，宜柴胡桂枝干姜汤；病人但头汗出，身无汗，剂①颈而还，小便不利，渴饮水浆，此皆瘀热在里，身必发黄，宜五苓散、茵陈蒿汤；阳明病，下之，其外有热，手足温，不结胸，心中懊憹，饥不能食，但头汗出，宜栀子豉汤；心下坚满，无大热，头汗出，此为水结在胸，宜小半夏加茯苓汤；阳明病，下血谵语，此为热入血室，但头汗出者，当刺期门，随其实而泻之，濈然汗出而愈矣。此数者，皆汗出于头者也。四肢为诸阳之本，而胃主四肢，凡手足汗皆属阳明。阳明为津液之主，热聚于胃，津液旁达，所以汗及手足也。经曰：手足濈然汗出者，此大便必硬也，大承气汤主之。三阳并病，手足漐漐汗出，大便难而谵语者，下之则

① 剂：齐。

愈，大承气汤主之。由是论之，手足汗出，为热聚于胃明矣。

太阳病发汗，遂漏不止，其人恶风，小便难，四肢微急，难以屈伸，桂枝加附子汤主之。

论头痛项强脉证并治第四

伤寒头痛，谓邪气外在经络，上攻于头所致。《难经》曰：三阳受风寒，伏留而不去者，名厥头痛。三阳虽俱头痛，非若太阳专主也，以其经起于目内眦，上额，交巅，入络脑，还出别下项，挟脊抵腰中，所以太阳受病则头项痛，腰脊强也。太阳病，头痛发热，汗出恶风者，桂枝汤主之。伤寒六七日，不大便，头痛有热者，调胃承气汤主之。太阴、少阴二经之脉，皆上至颈胸中而还，则无头痛之证，惟厥阴之脉连目系，上出额，与督脉会于巅，故亦有之。经曰：干呕，吐涎沫，头痛者，吴茱萸汤主之。项强则太阳咸受风寒，经脉不利而项为之强，颈为之急也。凡颈项强急，皆是太阳表证未罢。故太阳病，项强几几，反汗出恶风者，桂枝加葛根汤主之。太阳病，项背强几几，无汗恶风者，葛根汤主之。二证分之，则有虚实之殊，无汗为表实，有汗为表虚故也。有痉证者，身热足寒，颈项强急，时头热面赤，目脉赤，独头摇，卒口噤，背反张者。有结胸者，项亦强，如柔痉状，下之则和，宜大陷胸丸之类。此又当临时详审则万全矣。

太阳病，头项强几几，然无汗恶风者，葛根汤主之。

太阳病，项背强几几，反汗出恶风者，桂枝加葛根汤主之。

卷第四^①

论胸胁满心下满腹满小腹满脉证并治第五

胸胁满，谓胸膈气塞满，非心下满也。胁肋满，谓胁肋下气胀膜满，非腹满也。心下满，谓正当心下，高起满硬者是矣。腹满俗谓之肚胀是也。小腹满，谓在脐下是也。四者均为腹满证，有上下、傍内之分，浅深、虚实之别。胸中满、心下满是在上，而满者气也，腹满、小腹满是在下，而满者物也。所以然者，身半以上同天之阳，清阳归之；身半以下同地之阴，浊阴归之。清阳出上窍，浊阴归下窍，故清者在上，而浊者在下也。盖伤寒之邪自表传里，必先自胸胁，次经心腹而入于胃，入胃为入腑也。是以胸满多带表证，胁满多带半表半里证也。经曰：下后脉促胸满者，桂枝去芍药汤主之。阳明病，喘而胸满者，麻黄汤主之，是胸满属表而发汗者也。经曰：设胸胁满痛者，又云胸胁满不去者，此二者本太阳病不解，转入少阳，俱以小柴胡汤治之。是胁满，属半表半里而和解者也。若下后心下满者，有结胸、痞气之别。其或邪气在表，不应下而强下之，邪气乘虚结于心下，实者硬满而痛为结胸，虚者满而不痛为痞气。经曰：病人手足冷，脉乍紧者，邪结在胸中，心满而烦，饥不能食，病在胸中，当吐之。又云：脉浮而大，心下反硬，有热，属脏者，攻之，不令发汗，属腑者，不令攻之。兹二者，不经汗下而心下满者也。病发于阳而反下之，热入因作结胸；病发于阴而反下之，因作痞。表邪未罢，而医下之，胃

---

① 卷之四：标题原无，据原目录补。

中空虚，客气动膈，阳气内陷，心中因硬，须用陷胸汤丸下之。
其或伤寒中风，医下之，心下痞硬而满，医见心下痞，谓病不
尽而复下之，其痞益甚，此非结热①，但以胃中虚，客气上逆，
故使硬也，须诸泻心汤，散之可也。二者均是心下满硬，一为
虚，一为实，要当辨之。腹满虽多里症，当下，亦有浅深、虚
实之别。经曰：表不解而内不消，非大满，犹②生寒热，则病
不除，是邪未入里。若大满大实，坚有燥屎，自可除下之，虽
四五日，不能为祸也。谓邪气已入于里，故腹满乃可下之。此
二者有浅深之别。若腹满不减者，实也，腹满时减者，虚也。
经曰：腹满不减，减不足言，当下之。腹满时减，减复如故，
此虚寒从下上也。盖虚气留滞为之胀，但以③实者，不至坚痛
也，当以温药和之。此二者有虚实不同。经曰：发汗后，腹胀
满者，厚朴生姜甘草半夏人参汤主之。伤寒吐后，腹胀满者，
调胃承气汤主之。伤寒下后，心烦，腹胀满，卧起不安者，栀
子厚朴汤主之。发汗后腹满，温之者，谓邪气在表，因发散邪
去则安。胃为津液之主，发汗亡阳，则胃气虚而不能敷④布，
诸气壅滞而为胀满，法当温散可也。吐后腹满，下之者，谓邪
气在胸，可吐、下。吐之，邪去则安。若吐后邪气不去，加之
腹满者，是胸中之邪，下传入胃，拥⑤而为实，而为胀满，法
当下之可也。下后腹满，吐之者，谓邪气在表，未入于腑，而
妄下之，邪自表乘虚入，郁于胸中而为虚烦，气上下不得通利，

---

① 热：上图本作"实"。
② 犹：上图本此上有"而"字。
③ 以：《伤寒明理论》作"比"。
④ 敷：上图本作"散"。
⑤ 拥：通"壅"，阻塞。《三国志·夏侯尚传》："事不拥隔。"

而为胀满，法当吐之可也。三者均为腹满，有当温、当下、当吐之不同，以其先行发汗、吐、下后，邪气乘虚传之不一故也。或邪气聚于下焦，则津液不得通，血气不得行，或溺或血，留滞于下，是生胀满而为硬痛也。若从心上至少腹，硬满而痛者，是邪实也，大陷胸汤卜之。若但少腹硬满而痛，小便利者，是畜血也。又云：少腹①硬，小便不利，为无血也；小便自利，其人如狂者，血证谛也。凡此少腹硬满，为物聚于下，可知矣。

心下痞，按之濡，其脉关上浮者，大黄黄连泻心汤主之。

伤寒大下后复发汗，心下痞，恶寒者，表未解也，不可攻痞，当先解表，表解乃可攻痞，解表宜桂枝汤；攻痞宜大黄黄连泻心汤。

心下痞，而复恶寒汗出者，附子泻心汤主之。

伤寒五六日，呕而发热者，柴胡证具，而以他药下之，柴胡证仍在者，复与柴胡汤，此虽已下之，不为逆，必蒸蒸而振，却发热汗出而解。若心下满而硬痛者，此为结胸也，大陷胸汤主之。但满而不痛者，此为痞，柴胡不中与也，宜半夏泻心汤。

伤寒汗出解之后，胃中不和，心下痞硬，干噫食臭，胁下有水气，腹中雷鸣，下利者，生姜泻心汤主之。

伤寒中风，医反下之，其人下利日数十行，谷不化，腹中雷鸣，心下痞硬而满，干呕，心烦不得安。医见心下痞，谓病不尽而复下之，其痞益甚，此非结热，但以胃中虚，客气上逆，故使硬也，宜甘草泻心汤。

发汗后，腹满②胀满者，厚朴生姜甘草半夏人参汤主之。

---

① 少腹：原作"小便"，据《伤寒明理论》改。

② 满：上图本无此字。

伤寒痞气，胸满欲绝者，桔梗枳壳汤主之。伤寒结胸痞气，心①膈高起，手不可近者，枳实理中丸主之。

论结胸脉证并治第六

结胸之邪，犹在胸中，处身之高分。所谓结者，若系结之。结，不能分解者也。诸阳受气于胸中，邪气与阳气相结，不能分解，阳气不通，壅于心下，为硬为痛。是邪正因②结于胸中，非虚烦客热之所同，痞气胸满之少异，伤寒本无结胸，应身热，下之太早，热气乘虚而入，痞结不散，乃成结胸。其证心下坚满，按之石硬而痛，项强如柔痓状，其脉寸浮而关尺皆沉。凡有五种，不按而痛，胸连脐腹坚硬，为大结胸，大陷胸丸③主之；按之而心下痛，为小结胸，小陷胸汤主之；胸中烦躁，心内懊憹，舌上燥而渴，脉沉滑者，热实结胸也，大陷胸汤主之；寒实结胸，无热证者，三物白散、枳实理中丸主之。又云：脏结无阳证，不往来寒热，其人反静，舌上胎滑者，不可攻也。又病人胁下素有痞，连在脐旁，痛引少腹，入阴筋者，亦名脏结，死不治，仲景无治法。大抵脏结，其证如结胸状，饮食如故，时时下利，阳脉浮，关脉小细沉紧，名曰脏结，舌上白胎滑者，为难治也。

病发于阳而反下之，热入因作结胸；病发于阴而反下之，因作痞。所以成结胸者，以下之太蚤故也。结胸者，项亦强，如柔痓状，下之则和，宜大陷胸丸主之。

伤寒六七日，结胸热实，脉沉而紧，心下痛，按之石硬者，

---

① 心：上图本无此字。
② 因：上图本作"固"，义胜。
③ 丸：原作"汤"，据《类证活人书》改。

大陷胸汤主之。

太阳病，重发汗而复下之，不大便五六日，舌上燥而渴，日晡所小有潮热，从心上至少腹硬满而痛，不可近者，大陷胸汤主之。

伤寒十余日，热结在里，复往来寒热者，与大柴胡汤。但结胸，无大热者，此为水结在胸胁也，但头微汗出者，大陷胸汤主之。

小结胸，正在心下，按之则痛，脉浮滑者，小陷胸汤主之。

病在阳，应以汗解之，反以冷水潠①之，若灌之，其热被却不得去，弥更益烦，肉上粟起，意欲饮水，反不渴者，服文蛤散；若不瘥者，与五苓散。寒实②结胸，无热证者，与三物小陷胸汤白散③亦得。

太阳中风，下利呕逆，表解者，乃可下之。其人漐漐汗出，发作有时，头痛，心下痞硬满，引胁下痛，干呕，短气，汗出不恶寒者，此表解里未和也，十枣汤主之。

论烦热虚烦烦躁脉证并治第七

烦，为热也，与发热若同而异。发热者，怫怫然发于肌表，有时而已者；是烦者，为烦而热，无时休歇者。是二者均是表热，而烦热为热所烦，非若发热而时发时止，故谓之烦。经曰：病人烦热，汗出而解。又曰：发汗已解，半日许复烦者，脉浮数者，再与桂枝汤。又云：发汗不解而反烦者，先刺风池、风府，却与桂枝汤则愈。即此论之，烦为表热明矣。又虚烦者，

---

① 潠（xùn 训）：将液体含在口中而喷出。

② 寒实：上图本作"实寒"。

③ 三物小陷胸汤白散：目录与上文作"三物白散"，小陷胸汤疑衍。

心中郁郁然而烦。有胸中烦，有心中懊憹，诸如此者，皆热也。虚烦之状，心中温温欲吐，愦愦然无奈，欲呕不呕，扰扰乱乱是也。经曰：心烦喜呕，或胸中烦而不呕者，小柴胡汤主之。少阴病二三日，心中烦，不得卧者，黄连阿胶汤主之。又少阴病，胸满心烦者，猪肤汤主之。是皆和解彻热者也。吐下后，虚烦不得眠，若剧者，必反覆颠倒，心中懊憹，栀子豉汤主之。少气者，栀子甘草汤①。若呕者，栀子生姜豉汤。心烦腹满，卧起不安者，栀子厚朴汤。丸药下之后，身热不去，微烦者，栀子干姜汤，是皆取其吐而涌其热者也。又阳明病，不吐不下心烦者，是烦之实者也，调胃承气汤主之。伤寒二三日，心中悸而烦者，是烦之虚者也，与小建中汤补之。又有烦躁一证，烦为烦扰之烦，躁为愤躁之躁是也。合而言之，烦躁为热；析而分之，有阴阳之别焉。烦，阳也；躁，阴也。烦为热之轻，躁为热之重。经有烦疼、烦满、烦渴之证，皆以烦为热也。有不烦而躁者，谓怫怫然，便作躁闷，此为阴盛隔阳也，虽大躁欲于泥水中卧，但漱水不欲下咽者也。是所谓烦躁者，乃先烦而渐至于躁也。有邪在表而烦躁者，当汗而不汗，其人烦躁，太阳中风，脉浮而紧，不汗出而烦躁者，大青龙汤主之。有邪在里而烦躁者，病人不大便六七日，绕脐痛，烦躁发作有时者，此有燥屎也。有因火劫②而烦躁者，太阳病，以火熏之，不得汗，其人必躁。太阳病二日，反躁，反熨其背，而大汗出，大热入胃而躁烦也。下之后，复发汗，昼日烦躁不得眠，夜而安静，不呕，不渴，无表里③证，脉沉微，身无大热者，干姜附

---

① 栀子甘草汤：《伤寒论》作"栀子甘草豉汤"。
② 火劫：指用火热一类疗法，如火针、火熏、瓦熨等。
③ 里：《伤寒明理论》无此字，义胜。

子汤主之。及发汗若下之，病仍不解，烦躁者，茯苓四逆汤主之，此阳虚烦躁者也。少阴病，吐利，手足厥冷，烦躁欲死者，吴茱萸汤主之，此阴盛而烦躁者也。诸如此者，皆非逆也。其或结胸证悉具，烦躁者，死；发热下利，厥逆，烦躁不得卧者，死；少阴病，吐利烦躁，四逆者，死；少阴四逆，恶寒而身蜷，脉不出，不烦而躁者，死；少阴五六日，自利，复烦躁，不得卧寐者，死。此数者，又皆不治之证，临病之工，宜熟思之。

下之后，复发汗，昼日烦躁不得眠，夜而安静，不呕不渴，无表里证，脉沉微，身无大热者，干姜附子汤主之。

发汗，若下之，病仍不解，烦躁者，茯苓四逆汤主之。

伤寒下后，心烦腹满，卧起不安者，栀子厚朴汤主之。

伤寒，医以丸药下之，身热不去，微烦者，栀子干姜汤主之。

少阴病，得之二三日以上，心中烦，不得卧，黄连阿胶汤主之。

论懊憹脉证并治第八

伤寒懊憹，何以别之？懊者，懊憹之懊；憹者，郁闷之貌，即心中懊懊恼恼，烦烦憹憹也。经曰：表未解者，医反下之，胃中空虚，客气动膈，心中懊憹。又曰：下之益烦，心中懊憹如饥状，即是阳气内陷，为诸懊憹也。其治之法，或吐或下。若发汗吐下后，虚烦不得眠，剧者必反覆颠倒，心中懊憹；与阳明病下之，其外有热，手足反温而不结胸，心中懊憹，饥不能食，但头汗出，二者为邪热郁于胸中，当须栀子豉汤主之，以涌其结热也。阳明病下之，心中懊憹而烦，胃中有燥屎者；与阳明病无汗，小便不利，心中懊憹者，必发黄，二者为邪热结于胃中，须大承气汤、茵陈蒿汤攻之，以涤其内热也。

发汗吐下后，虚烦不得眠，若剧者，必反覆颠倒，心中懊
憹，栀子豉汤主之。

卷第五^①

论衄血畜血热入血室脉证并治第九

衄血，谓鼻中出者是也。《病源》曰：心主血，肝藏血。肺主气，开窍于鼻，血得热则散，随气上从鼻中出则为衄，是杂证，责热在于里也。经曰：伤寒脉浮紧，不发汗，因致衄者，宜麻黄汤。伤寒不大便六七日，头痛有热者，宜小承气汤，其小便清者，知不在里，仍在表也，当须发汗，若头痛者必衄，宜桂枝汤，是伤寒责热在于里也。凡伤寒脉浮，鼻中干^②，口燥，但欲漱水不欲咽者，是欲衄也。经曰：阳明病，口燥鼻干，能食者则衄。又有不应汗而强汗之，因致衄。衄家虽为邪热在经，而又不可发汗，发汗则额上陷，脉紧急，目直视不能眴^③，不得眠也。脉已微者，犀角地黄汤。若衄而渴，心烦，引饮即吐，五苓散主之。若少阴病，但厥无汗，强发之，必动血，未知从何道出，或从口鼻，或从目中出，是名下厥上竭，为难治。又有畜血者，血在下焦，结聚而不行，畜积而不散者是也。菀于上而吐衄，谓之薄厥；留于下而瘀者，谓之畜血，此由太阳随经，瘀热在里，血为热所搏击而不行，畜于下焦之所致。太阳病七八日^④，表证仍在，脉微而沉，反不结胸，其人如狂者，以热在下焦，小腹当硬满，小便自利者，下血乃愈，抵当汤主之。太阳病，身黄，脉沉结，小腹硬，小便不利者，为无血也；

---

① 卷第五：标题原无，据原目补。
② 干：《伤寒明理论》作"燥"。
③ 眴（shùn 顺）：同"瞬"，眼珠转动。
④ 七八日：《伤寒明理论》作"六七日"。

小便自利，其人如狂者，血证谛也，抵当丸下之。如外已解，但少腹急结者，桃仁承气汤主之。假令已下，脉数不解，合热则消谷善饥，至六七日不大便者，此有瘀血也，抵当汤主之。又有热入血室，室者，屋室也，谓可以停止之处。人身之血室者，营血停止之所，经脉留会之处，即冲脉是也。冲脉者，奇经八脉之一也，起于肾下，出于气街，并足阳明经夹脐上行，至胸中而散，为十二经脉之海。诸经之血朝会于此，男子则运行之①，女子则上为乳汁，下为月水。伤寒之邪，妇人则随经而入，故曰经水适来。男子由阳明而传，故下血，谵语，此为热入血室者，概言男子，不止谓妇人而言也。妇人热入血室者，有治而愈，有不治而愈，又各不同也。妇人中风七八日，续得寒热，发作有时，经水适断，此为热入血室，其血必结，故使如疟状，小柴胡汤主之，此治而愈者也。妇人伤寒发热，经水适来，昼则明了，暮则谵语，如见鬼状，此为热入血室，无犯胃气及上二气焦，必自愈，此不治而愈者也。男子热入血室，仲景无治法，惟下血、谵语者，此为热入血室，当刺期门，随其实而泻之，此其是欤。

太阳病不解，热结膀胱，其人如狂，血自下，下者愈，其外不解者，尚未可攻，当先解表，外解已，但少腹急结者，乃可攻之，宜桃核承气汤。

太阳病六七日，表证仍在，脉微而沉，反不结胸，其人发狂者，以热在下焦，少腹当硬满，小便自利者，下血乃愈。所以然者，以太阳随经，瘀热在里故也，抵当汤主之。

伤寒有热，少腹硬满，应小便不利，今反利者，为有血也，

---

① 之：《伤寒明理论》作"生精"。

当下之，不可余药，宜抵当丸。

伤寒应发汗而不发汗，内有瘀血，或衄或吐，面黄，大便黑者，犀角地黄汤主之。

论咳喘脉证并治第十

咳喘者，皆由于肺。肺主气，形寒饮冷则伤之，使气上而不下，逆而不收，冲激咽膈，而为病也。喉中淫淫如痒，习习如梗，是令咳也；冲冲而气急，喝喝而息数，张口抬肩，摇身滚肚，是为喘也。咳之由来，有肺寒而咳，有停饮而咳，有病在半表半里而咳，病虽同咳而治不同也。喘有邪气在表，气不利而喘者；有水气之气射肺而喘者，其治又各不同也。肺寒而咳者，肺主皮毛，先受寒气，寒邪渐入于里，上注于肺，内外合邪，因而客之，则为咳嗽。停饮而咳者，伤寒表不解，心下有水气，干呕，发热而咳，小青龙汤主之。有半表半里而咳者，伤寒中风，往来寒热，胸胁苦满，默默不欲饮食，心烦喜呕，或咳者，小柴胡去人参、大枣、生姜，加干姜、五味子汤主之。太阳病，头疼，腰痛，骨节疼痛，恶风无汗而喘者，此表气不利而喘也；发汗后饮水多者必喘，以水灌之亦喘，此水气射肺而喘也。喘家作，桂枝加厚朴杏子汤。经云：喘而汗出者，葛根黄连黄芩汤以和之；汗出而喘者，与麻黄杏仁甘草石膏汤以发之。又短气腹满而喘，有潮热者，此外欲解，乃可攻里也。经曰：直视谵语，喘满者，死。汗出发润，喘而不休者，死。身汗如油，喘而不休，此为命绝。皆为不治而喘也，又当临时消息则无不愈之疾矣。

伤寒表不解，心下有水气，干呕发热而咳，或渴，或利，或噎，或小便不利，小腹满，或喘者，小青龙汤主之。

喘家作，桂枝汤加厚朴、杏子佳。

太阳桂枝证，医反下之，利遂不止，脉促者，表未解也，喘而汗出者，葛根黄连黄芩汤主之。

发汗后不可更行桂枝汤，汗出而喘，无大热者，可与麻黄杏仁甘草石膏汤主之。

论咽干咽痛脉证并治第十一

咽以咽物，接三脘以通于胃；喉以候气，通五脏以系于肺。阴阳之气出于肺，循喉咙而上下也。或风毒客于咽喉，则为喉痹。咽痛则风热伏于咽嗌，遂致口燥咽干，非若伤寒之邪，先自阳经，次传于阴，传至少阴，则邪已深而热渐极也。故少阴病，得之二三日，口燥舌干，急下之，宜大承气汤。而少阴之脉，从肾上贯肝膈入肺中，循喉咙，其支别者从肺出，络心，注胸中。是阴虚内热，客于咽中，邪热已盛，肾水干涸，所以下之者，以全肾水。邪客于少阴之络，毒气上攻，咽喉不利，或痛而生疮，或寒热相搏，皆为咽痛，治宜详审。

少阴病，下利，咽痛，胸①满，心烦者，猪肤汤主之。

少阴病，二三日，咽痛者，可与甘草汤，不瘥者，与桔梗汤。

少阴病，咽中伤，不能语言，生疮，声不出者，苦酒汤主之。

少阴病，咽中痛，半夏散及汤主之。

论心悸脉证并治第十二

悸者，筑筑惕惕然动，怔怔忪忪，不能自安者也。是悸有

---

① 胸：上图本作"胃"。

二证，一为气虚，一为停饮。伤寒二三日，心悸而烦者，小建中汤。少阴四逆，或悸者，四逆散加桂五分，是气虚而悸者也。其气虚者，由阳气内弱，心下空虚，正气内动而为悸也；停饮者，水停心下，心为火而恶水，水既内停，心不自安，而为悸也。有血气虚衰不能相续，而为动悸者；有汗下后，正气内虚，邪气交击而为悸者。太阳病发汗过多，其人叉手自冒心，心下悸。太阳病，若下之，身重，心下悸。少阳病，不可吐下，吐下即悸而惊。少阳病，不可发汗，发汗则谵语，属胃，胃不和则烦而悸。《金匮要略》曰：食少饮多，水停心下，甚者则悸。若水气散则无所不至，侵于肺为喘为咳，传于胃为哕为噎，溢于皮肤则为肿，渍于肠间则为利，治不可缓，宜急救之。

发汗过多，其人叉手自冒心，心下悸，欲得按者，桂枝甘草汤主之。

发汗后，其人心①下悸者，欲作奔豚，茯苓桂枝甘草大枣汤主之。

伤寒二三日，心中悸而烦者，小建中汤主之。

伤寒脉结代，心欲悸者，炙甘草汤主之。

---

① 心：原作"悸"，据上图本改。

卷第六①

论呕吐脉证并治第十三

呕者，有声无物；吐者，有物无声。又有干呕、干吐。是以于呕则曰食谷欲呕，及吐则曰饮食入口即吐，则呕吐之有轻重。伤寒之呕，有责为热者，有责为寒者。至于吐，悉言虚冷也。大抵伤寒表邪欲传里，里气上逆则为呕也。是以半表半里，多云呕者。伤寒三日，三阳为尽，三阴当受邪，其人反能食而不呕，此为三阴不受邪。是知邪气传里，必致呕也。

呕而发热者，小柴胡汤。其呕不止，心下急，郁郁微烦者，大柴胡汤，是邪热为呕者也。干呕，吐涎沫者，吴茱萸汤，是寒邪为呕者也。呕家之为病，气逆者散之，痰饮者下之。呕多，虽有阳明证，不可攻之，谓其气逆而未收敛为实也。其呕而脉弱，小便复利，身有微热，见厥者，难治。《千金》云：呕家多服生姜，以散其逆气，故为呕家圣药。《金匮》云：呕家用半夏，以去其水。水去则呕止，是下其痰饮也，如《活人》用大橘皮汤、橘皮竹茹汤、生姜橘皮汤，此理也。

食谷欲呕者，属阳明也，吴茱萸汤主之。得汤反剧者，属上焦也。

伤寒吐逆，谷不得入者，大橘皮汤主之；杂证亦主之。

哕逆呕吐，食饮不下者，橘皮竹茹汤主之。

干呕噫哕者，手足厥冷，生姜橘皮汤主之。

---

① 卷第六：标题原无，据原目录补。

论哕噫脉证并治第十四

哕者，俗谓咳逆是也。噫，近于哕，噫则无声，但胸喉间气噫塞不通是也，哕则吃吃然有声是也。哕、噫之疾，轻重少差尔。伤寒饮水，令大汗出，水得寒气，冷必相搏，其人即噫，言胃气虚竭也。伤寒大吐大下后，极虚，复极汗出者，其人外气怫郁，与之水以发其汗，因得哕。所以然者，胃中寒冷故也。哕、噫皆属于胃。大抵妄下之后，胃气虚逆。水寒相搏，必曰：小青龙去麻黄加附子汤主之。经曰：有潮热而哕者，与小柴胡汤以和解之。哕而腹满，视其前后，知何部不利，利之则愈，此即攻下之候。伤寒至于哕、噫，病之极也，不屎①而腹满加哕者，虽神医莫能已矣。

伤寒，若吐若下，解后心下痞硬，噫气不除者，旋覆代赭石汤主之。

阴阳之气，升而不降，吃噫无休止者，桂香汤主之。

胃寒哕逆者，橘皮干姜汤主之。

下焦寒气逆乘而哕噫者，羌活附子汤主之。

伤寒，噫气，哕逆，诸药不效者，圣蛹儿主之；杂证亦主之。

论烦渴脉证并治第十五

伤寒烦渴者，表邪渐传于里，里有热则渴也。三阳受邪，为邪在表，尤未作热，故不言渴。至四五日，少阳传太阴，则邪气渐入于里，寒邪郁勃为热，故腹满嗌干而渴。五六日，太

---

① 屎：《伤寒论》作"尿"。

阴传少阴，里热渐深，故口燥舌干而渴。至六七日，少阴传厥阴，里热极矣，而渴欲饮水，为欲愈之病，以其传经尽故也。故经云：渴欲饮水，饮不能多，少少与之，以腹中热尚少，不能消之，更与人作病也。若大渴欲饮水，犹当依证与之，与之常令不足，勿极意也。言饮①一斗，与五升。但以法救之，宜五苓散。至于大渴欲饮水数升者，白虎加人参汤主之。发热烦渴，小便赤者，表里俱见，宜五苓散。伤寒下利六七日，咳而呕渴，心烦不得眠，宜猪苓汤，此皆润其燥而生津液也。但闻病者饮水自差，小渴者，强与饮之，因成动悸、支结、喘咳、哕噎、肿满、下泄、小便不利之祸。医当识此，勿令误也。

伤寒病，若吐若下后，七八日不解，热结在里，表里俱热，时时恶风，大渴，舌上干燥而烦，欲饮水数升者，白虎加人参汤主之。

论振摇战栗脉证并治第十六

振者，森然若寒，耸然振动，近乎战也，栗也。战为身之战摇，栗为心之凛栗是也。战之与振，振轻而战重也；战与栗，则战外而栗内也，此皆阴阳邪正之相争也。伤寒下后复发汗，必振寒者，谓其表里俱虚也。有振振欲擗地者，有身为之振振摇者，二者皆发汗过多，而亡阳经虚，不能主持，故身为之振摇也。又非战栗之比。经曰：若汗吐下后，心下逆满，气上冲胸，起则头眩，发汗则动经，身为振振摇者，茯苓桂枝白术甘草汤主之。其人本虚，邪与正争，微者为振，甚者为战，战已正胜而解矣。经曰：病有战而汗出，因得解者，何也？邪气外

---

① 饮：上图本作"欲"。

与正气争，则为战，战为愈者也；邪气内与正气争，则为栗，栗为甚者也。经曰：阴中有邪，必内栗也。表气虚微，里气不足，故使邪中于阴者也。战者，正气胜，栗者，邪气胜也。凡此诸疾，皆以阴气内胜，正气大虚，不能胜邪，又为邪所胜也，非温经益阳，滋血助气之剂，焉得御之。

太阳病发汗，汗出不解，其人仍发热，心下悸，头眩，身瞷动，振振欲擗地者，真武汤主之。

伤寒若吐若下后，心下逆满，气上冲胸，起则头眩，脉沉紧，发汗则动经，身为振振摇者，茯苓桂枝白术甘草汤主之。

论厥逆脉证并治第十七

厥者，冷也；逆者，寒也。四肢逆而不温，手足为之寒者，逆也。阴阳不相顺接，手足为之冷者，厥也。厥又甚于逆也，厥为阳气内陷，热气逆复①，所谓厥深者热亦深，厥微者热亦微，是知阳气内陷者，手足为厥矣。表邪传里，邪气已深，虽未至厥，而手足又加之不温，为逆矣。经云：少阴病，四逆，其人或咳，或悸，或小便不利，或腹中痛，或泄利下重者，四逆散主之。初得之，手足逆冷，脉沉细，或身上粟起，下利清谷，或清便自调者，四逆汤主之。二者用药，有寒热之别，何以明之？四逆散，苦寒之剂，主四逆之疾，非虚寒之证，是手足自温，至温从逆而厥者，传经之邪也，故用四逆散。四逆辛热之药，主四逆之疾，非热厥之候，始得之，手足便厥而不温，是阴气有余，而阳气不足，可用四逆汤。四逆与厥相近而实非也。先热而后厥者，热伏于内也；先厥而后热者，阴退而阳复

---

① 复：《伤寒明理论》作"伏"。

也。大抵厥逆为阴所主，寒邪留矣。诸阳受气于胸中，邪气客之，郁郁而结则阳气不得敷布，而手足为之厥逆。厥逆之证，种种不一，变易多端，诊视用药之际，又当审而详之。

伤寒脉浮，自汗出，小便数，心烦，微恶寒，脚挛急，反与桂枝汤，欲攻其表，此误也。得之便厥，咽中干，烦躁，吐逆者，作甘草干姜汤与之，以复其阳。若厥愈足温者，更与芍药甘草汤，其脚即伸。若胃气不和，谵语者，少与调胃承气汤。若重发汗，复加烧针者，四逆汤主之。

伤寒，医下之，续得下利清谷不止，身疼痛者，急当救里；后身疼痛，清便自调者，急当救表。救里宜四逆汤，救表宜桂枝汤。

大汗出，热不去，内拘急，四肢疼，下利厥逆而恶寒者，四逆汤主之。

大汗，若大下利而厥冷者，四逆汤主之。

吐利汗出，发热恶寒，四肢拘急，手足厥冷者，四逆汤主之。

少阴病，下利清谷，里寒外热，手足厥逆，脉微欲绝，身反不恶寒，其人面色赤，或腹痛，或干呕，或咽痛，或利止脉不出者，通脉四逆汤主之。

少阴病，四逆，其人或咳，或悸，或小便不利，或腰中痛，或泄利下重者，四逆散主之。

手足厥寒，脉细欲绝者，当归四逆汤主之。

伤寒，脉微而厥，至七八日，肤冷，其人躁无安暂时者，此为脏厥，非为蛔厥也。蛔厥者，当吐蛔，今病者静而复时烦，此为脏寒。蛔上入其膈，故烦，须臾复止。得食而呕，又烦者，蛔闻食臭出，其人常自吐蛔。蛔厥者，乌梅丸主之，又主久利。

伤寒六七日，大下后，寸脉沉而迟，手足厥逆，下部脉不至，咽喉不利，而唾脓血，泄利①不止者，为难治，麻黄升麻汤主之。

① 利：原作"止"，据《金匮玉函经》改。

卷第七^①

论谵语脉证并治第十八

谵语，谓呢喃而语也，又作谵语，谓妄有所见而言也。盖由胃热乘心，心为热冒，则神识昏乱，而语言多出无次序，而成谵妄之语。有谵语、独语二者，言其热之轻也；有狂语、语言不休二者，言其热之重者。轻则凉以和之，重则寒以取之。然有被火劫谵语，有汗出谵语，有下利谵语，有下血谵语，有燥屎在胃之谵语，有三阳合病之谵语，有过经谵语，有亡阳谵语，种种不同。火劫谵语者，热入胃中，水竭烦躁，腹满微喘，口干咽烂是也。汗出谵语者，此为表虚里实故也。下利谵语者，此为燥屎在胃也，小承气攻之。下血谵语者，此为热入血室，当刺期门。谵语，有潮热，反不能食，胃中必有燥屎五六枚，下之则愈。腹满身重，难以转侧，口不仁而面垢，谵语遗溺者，是三阳合病而谵语者也，白虎汤主之。有过经谵语者，热在内也，当下之。有亡阳谵语者，不可下，与柴胡桂枝汤，和其营卫，必自愈。诸如此，脉短则死。脉沉细，不过一日，死。直视喘满者，死。下利不止者，死。审知虚实而治之，则不失矣。

三阳合病，腹满身重，难以转侧，口不仁而面垢，谵语，遗尿，发汗则谵语，下之则额上生汗，手足逆冷，若自汗出者，白虎汤主之。

伤寒，脉浮滑，此表有热，里有寒，白虎汤主之。

伤寒，大热郁盛，呻吟错语不得眠，或因饮酒复剧，苦烦

---

① 卷第七：标题原无，据原目录补。

闷，干呕者，黄连解毒汤主之。

伤寒，躁热怫结于内，烦心懊憹，谵语狂妄，口燥舌干而渴者，栀子黄芩汤。

论大便自利脉证并治第十九

自利者，不经攻下，自然溏泄者是也。自利多端，须知冷热。杂病自利，多责脏寒；伤寒自利，皆由协热。有责邪传于里，里虚协热下利；有不因下而便攻之，内虚协热遂利。二者皆协热而下利者也，与白头翁汤，散热固肠而后已。有太阳与阳明合病，下利，以葛根汤汗之，必发散经中之邪而后已；有太阳与少阳合病，必自下利，以黄芩汤和解表里之邪而后已；有阳明与少阳合病，必自下利，以大承气汤下之，以邪入胃腑，必逐去胃中之热而后已。三者皆合病下利，发表、攻里、和解之不同如此。下利清谷，寒毒入胃，脐下必寒，宜温之，理中、白通、四逆辈，辛热之剂燥之者，以其脏有寒故也。少阴病，自利清水，色纯青，心下必痛，口干燥与下利，三部脉皆平，按之心下硬，或脉沉而滑，此皆下焦客邪，肠有积结，或攻泄之，或分利之而后已。其利如脓血，或如烂肉汁，此皆湿毒流渍肠间，如桃花汤、赤石脂禹余粮汤、黄连阿胶散，以固肠胃而后已。其或邪盛正虚，邪拥，正气下脱，多致下利而死，何以言之？经曰：下利日十余行，脉反实者，死；发热下利至甚，厥不止者，死；直视谵语，喘满下利者，死；下利，手足厥逆无脉，灸之不温，脉不还者，死；少阴病，自利，复烦躁，不得卧寐者，死。此数者，皆邪拥，正气下脱而死也。正气脱矣，邪气盛矣，而欲求十全之效者，鲜矣。

太阳与少阳合病，自下利者，与黄芩汤。若呕者，黄芩加半夏生姜汤主之。

太阳与阳明合病者，必自下利，葛根汤主之。

太阳与阳明合病，不下利，但呕者，葛根加半夏汤主之。

伤寒服汤药，下利不止，心下痞硬，服泻心汤已，复以他药下之，利不止，医以理中与之，利益甚。理中者，理中焦，此利在下焦，赤石脂禹余粮汤主之。复利不止者，当利其小便。

少阴病，下利便脓血者，桃花汤主之。

少阴病，下利，白通汤主之。

少阴病，下利，脉微者，与白通汤，利不止，厥逆无脉，干呕烦者，白通加猪胆汁汤主之。服汤脉暴出者死，微续者生。

热利下重者，白头翁汤主之。

下利，欲饮水者，以有热故也，白头翁汤主之。

伤寒，热毒入胃者，下利脓血，黄连阿胶汤主之。

论大便硬大便难脉证并治第二十

二者皆属阳明。阳明之邪，自太阳传之入胃，若吐、若下、若发汗，微烦，大便硬者，脾约是矣。阳明传之入腑，手足濈濈然汗出，大便已硬，胃家实是也。少阳传之入腑，若发汗、若下、若利小便，胃中燥烦，大便难，亡津液是也。伤寒，脉浮缓，手足自温者，是为系在太阴。太阴身当发黄，若小便自利者，不能发黄，至七八日，大便硬者，为阳明病也。阳明病，本自汗出，医更重发汗，病已瘥，尚微烦不了了者，此大便硬故也。以重亡津液，胃中干燥，故令大便硬。当问①其小便日

---

① 问：原作"闻"，据《伤寒论》改。

几行，若①本小便日三四行，今日再行，故知大便不久出。今为小便数少，以津液当还入胃中，故知不久必大便也。阳明病，手足溅然汗出者，大便已硬，大承气汤主之。其热不潮，未可与承气汤。若腹大满不通者，可与小承气，微令胃气，勿令大泄下。阳明病，潮热，大便硬，可与大承气汤。不硬者，不可与之。若不大便六七日，恐有燥屎，欲知之法，少与小承气汤，汤入腹中转气者，此有燥屎也，乃可攻之；若不转矢气，此但初头硬后必溏，不可攻之，攻之必胀满不能食也。欲饮水者，与水则哕，其后发热者，必大便复硬而少也，以小承气汤和之。不转矢气者，慎不可攻也。阳明病，其人多汗，以津液外出，胃中干燥，大便则硬，硬则谵语，小承气汤攻之。若津液内竭，肠胃干燥，大便因硬，此非结热，故不可攻，宜蜜煎导引之。病人五六日，绕脐痛，发作有时者，此有燥屎，故使不大便也。病人小便不利，大便乍难乍易，时有微热，喘冒不能卧者，有燥屎也，宜大承气汤主之。有伤寒六七日，目中不了了，睛不和，无表里证，大便难，身微热，此为实也，急下之，宜大承气汤。趺阳脉浮而涩，浮则胃气强，涩则小便数，浮涩相搏，大便则艰，其脾为约，麻仁丸主之。有热客下焦，畜血不行而不大便者；有阳脉实，因发其汗，汗出多者，亦为太过，太过为阳绝于里，亡津液，大便因硬也。又有阳结、阴结之不大便者，不可不别也。脉浮而数，能食，不大便，此为实，名曰阳结也；脉沉而迟，不能食，身体重，大便反硬，此为虚，名曰阴结也。二者之虚实，或和营卫，或通津液，纵不了了，得屎而解。

---

① 若：原作"故"，据《伤寒论》改。

趺阳脉浮而涩，浮则胃气强，涩则小便数，浮涩相搏，大便则难，其脾为约，麻仁丸主之。

阳明病，自汗出，若发汗，小便自利者，此为津液内竭，虽硬不可攻之，当须自欲大便，宜蜜煎导而通之。及土瓜蒂、大猪胆汁皆可为导。

论小便不利脉证并治第二十一

小便不利者，太阳病，发汗后，亡津液，胃中干燥，故小便不利。若利之，为重亡津液，又谓唤贼入家，而传阳明，此医家一禁也。《类纂》云：胃中干则无小便，慎不可利之。若伤寒引饮，下焦有热，小便不通，脉浮者，五苓散；沉者，猪苓汤。表不解，心下有水气，发热而咳，小腹满，小便不利者，小青龙汤去麻黄加茯苓也。伤寒无汗，翕翕发热，头痛项强，小便不利，桂枝去桂加茯苓白术也。喘①而发热，胸胁满，心下怔忡，小便不利者，小柴胡去黄芩加茯苓也。此皆有表，复有里，故于本汤加减，取其渗泄者也。大抵中湿发黄，利小便为先；阳明汗多，利小便为戒。有渴而停饮者；有燥而烦渴者；有病气去而水气不得行也；有表里俱见烦躁，口燥欲饮水，水即入吐，名曰水逆；及霍乱，头痛，发热，身疼，欲饮水者；有中风发热汗出，复恶寒，不呕，但心下痞者，并宜五苓散主之。其脉浮，发热，渴欲饮水，小便不利者；少阴病，下利六七日，咳而呕渴，心烦不得眠，宜猪苓汤主之。二者均为渗利之剂，一为热在上焦，表证未罢，胃中干燥者用之；一为表证传里，热客下焦，津液不通者用之，故伤寒小便不利，仔细

① 喘：《类证活人书》作"呕"。

消息。

太阳病，发汗后，大汗出，胃中干，烦躁不得眠，欲得饮水者，少少与饮之，令胃气和则愈。若脉浮，小便不利，微热消渴者，与五苓散主之。

若脉浮，发热，渴欲饮水，小便不利者，猪苓汤主之。

伤寒中暑，内外俱热，烦渴引饮，小便不利，淋涩疼痛，通九窍六腑津液，解百药五脏邪毒者，天水散主之。

卷第八①

论发黄脉证并治第二十二

发黄者，湿热交攻，民当病疸。疸者，黄也，单黄②而无阴也。伤寒发黄，亦緣湿热已甚而发黄也；又内热极甚，复发火者而发黄也；邪风被火热，而两阳相熏灼，其身必发黄也。阳明病，被火，额上汗出，而小便不利者，必发黄也。此数者，由内有郁热，而被火致黄也。阳明病，无汗，小便不利，心中懊憹，是由热甚致黄也。伤寒发汗已，身目黄，以寒湿在里不解故也，是由寒湿而致黄也。湿之与热，均能发黄，然亦有不同。湿甚之黄也，身色如熏黄，虽黄而色暗不明也；热甚之黄也，身黄如橘子色，甚则勃勃汗出，着衣正黄，如檗汁是也。大抵黄家皆属太阴，太阴者，脾之经；脾主土，土色黄也。脾为湿热蒸之，则色见于外，必发身黄。故经曰：伤寒，脉浮缓，手足自温者，系在太阴，当发身黄。热虽内盛，若自汗出，小便利者，则不能发黄。必也头汗出，身无汗，剂颈而还，小便不利，渴引水浆者，此为瘀热在里，身必发黄。伤寒八九日，身黄如橘子色，小便不利，少腹满者，茵陈蒿汤主之，此欲泄涤其热也。伤寒身黄发热者，栀子檗皮汤主之。伤寒瘀热在里，身必发黄，麻黄连轺赤小豆汤主之。二者欲解其热也，数证虽治法不同，析火彻热则一也。其或身黄，脉沉结，少腹满，而小便自利，其人如狂者，此为蓄血下焦，使之黄也，须抵当汤

---

① 卷第八：标题原无，据原目录补。
② 黄：《伤寒明理论》作"阳"，义胜。

下之而愈。发黄为病已极，其有不治者甚多。寸口近掌无脉，鼻出冷气，形体如烟熏，直视摇头，环口黧黑，柔汗发黄，是皆不治之证，为医之士，尤当详审。

阳明病，发热汗出，此为热越，不能发黄也。但头汗出，身无汗，剂颈而还，小便不利，渴饮水浆，此为瘀热在里，身必发黄也，茵陈蒿汤主之。

伤寒七八日，身黄如橘子色，小便不利，腹微满者，茵陈蒿汤主之。

伤寒身黄发热者，栀子檗皮汤主之。

伤寒瘀热在里，身必发黄，麻黄连轺赤小豆汤主之。

论发狂脉证并治第二十三

狂，谓猖狂，以其不安宁也。《难经》曰：狂之始发也，少卧不饥，而自高贤也，自辩智也，自贵倨①也，妄笑好歌乐也，妄行不休是也。狂家所起，皆由阳盛。《内经》曰：阴不胜其阳，则脉留薄疾，并乃狂。又云：邪入于阳则狂。《难经》曰：重阳者狂。《脉经》曰：阴附阳则狂。《病源》云：阳邪发于阳则狂。诸经论之狂，为阳盛也，明矣。又阳明病，恶人与火，闻木音则惕然而惊，心欲动，独闭户牖而处，甚则欲登高而歌，弃衣而走，逾垣上屋，骂詈②不避亲疏，是皆阳邪并于阳明也。伤寒发狂，热毒在胃，邪并于心，使神不宁而志不定，此言邪热也已极，非大吐大下则不能已也。有热在下焦，其人如狂则未至于狂，但起卧不安者是也。伤寒八九日，下之，胸满烦惊，

---

① 贵倨（jù具）：指尊贵倨傲。

② 詈（lì力）：骂，责骂。

此言邪气已成热，而复传阳经之时，阳热客于心中，心恶热而神不守，为烦惊也。伤寒脉浮，医以火迫劫之，亡阳必惊狂，起卧不安。此言脉浮在表，以火劫发汗，汗大出，则亡其阳，阳亡则心气虚，火邪内迫，则心为之惊狂、起卧不安也，二者非发狂、如狂之比。一为太阳经热传已深，而为烦惊；一为阳邪在表，火劫发汗亡阳。惊、狂二者之治，又各不同，当依仲景之法，庶获十全之效，岂可与大吐下同法攻之哉？

伤寒八九日，下之，胸满烦惊，小便不利，谵语，一身尽重，不可转侧者，柴胡加龙骨牡蛎汤主之。

伤寒脉浮，医以火劫迫之，亡阳，必惊狂，起卧不安者，桂枝去芍药加蜀漆龙骨牡蛎救逆汤主之。

论发斑脉证并治第二十四

斑，谓瘾疹，或如锦纹，俗名麸疮。《素问》云：胗。伤寒本无发斑，始因下之太早，热气乘虚入胃故也。亦有应下而不下，热留胃中，毒气不散，发于皮肤而为斑也。有温毒发斑者，冬时触冒寒毒，至春始发，病初在表，或已发汗吐下，而表证未罢，毒气留连故也。其或冬月温暖，人感乖戾之气，冬未即发，至春为积寒所折，毒气不得泄，至天气暄热，温毒始发，而肌肉为之瘾疹如锦纹状。若里实表虚，重发其汗，令腠理开泄，而增斑斓也。或服热药过多，亦令发斑。微者，赤斑，五死一生；剧者，发黑斑，十死一生也。大抵发斑不可用表药，亦不可用热药，惟当解化消散而已。若里热极甚，大便燥涩，宜调胃承气汤下之，仲景无治法，《活人》有数方，选而用之，如紫雪、至宝之类尤妙。

伤寒发汗、吐、下后，毒气不散，表虚里实，热发于外，故身斑如锦纹，甚则烦躁谵语者，玄参升麻汤主之。如咽喉肿痛尤良。

伤寒发汗、吐、利后，热不除而发斑者，大青四物汤主之。

伤寒一二日，热重发斑，或吐利之药，变成阳毒。腰背痛，烦闷不安，面赤狂言，或走，或见鬼，或卜利，脉浮数，面赤斑如锦纹，咽喉痛，下脓血者，阳毒升麻汤主之。五日可治，七日不可治。

阳毒发斑及时行热病，坏证伤寒，医所不治者，黑奴丸主之。

冬温不即病，至春积寒所折不得发，至夏得热，冬温始发，肌肉瘾疹如锦纹而咳，心闷，呕吐清汁，服葛根橘皮汤即静。

伤寒发斑，猪胆鸡子汤专主之。

论霍乱脉证并治第二十五

上吐下利，挥霍撩乱是也。三焦者，水谷之道路，邪在上焦则吐而不利，邪在下焦则利而不吐，邪在中焦则胃气不治，为邪所伤，阴阳乖隔，遂上吐而下利，躁扰烦乱，乃谓之霍乱也。其与伤寒吐利者，有以异也。伤寒吐利，外邪所伤；霍乱吐利，饮食所伤；又有兼伤寒之邪，内外不和，加之头痛发热而吐利也。故经曰：病发热，头痛，身疼，恶寒，吐利者，此属何病？答曰：此名霍乱。自吐下利，又利止，更复发热也，是霍乱兼伤寒者也。霍乱，头痛，发热，热多欲饮水者，五苓散主之；寒多不用水者，理中丸主之。以其中焦失治，阴阳乖隔，必有偏者。偏阳则多热，偏阴则多寒。吐利止，而身痛不休者，表未解也，宜桂枝汤小和之。又恶寒，脉微而复利，利止者，亡阴血也，四逆加人参汤主之。许仁则^①云：病有干霍乱，湿霍^②乱。干霍乱者，上不得吐，下不得利，则所伤之物不得出泄，壅闭正气，隔绝阴阳，烦扰闷乱，躁无所安，喘胀而死者多矣。非若湿霍乱之水谷泄尽，清气稍和，便可寻愈者，可同年语也。然则霍乱之所致者，总责饮食不节、肠胃乃伤之过欤。

霍乱，头痛，发热，身疼痛，热多欲饮水者，五苓散主之。寒多不饮水者，理中丸主之。

恶寒，脉微而复利，利不止者，亡血也，四逆加人参汤主之。

吐利止而身痛不休者，当消息和解其外，宜桂枝汤小和之。

既吐且利，小便复利，而大汗出，下利清谷，内寒外热，脉微欲绝者，四逆汤主之。

吐已下断，汗出而厥，四肢拘急不解，脉微欲绝，通脉四逆加猪胆汁主之。

论阴阳易脉证并治第二十六

男女相易，阴阳感动，其毒疫著于人，如换易然。谓大病新瘥，血气未复，余热未尽，复合阴阳得病者，名曰易。男子病新瘥未平复，而妇人与之交者得病，名曰阳易；妇人新瘥，而男子与之交而得病者，名曰阴易。其为病也，身重少气，少腹里急，或引阴中拘挛，热上冲胸，头重不欲举，眼中生花，膝胫拘急者，烧裈散主之是也。亦有不易自病，谓之女劳复，

---

① 许仁则：唐代医家。著《子母秘录》十卷，已佚，《外台秘要》《证类本草》均有引用。

② 霍：原作"干"，据上图本改。

以其内损真气，外动邪热，正气既虚，邪气内盛而不治者多矣。病若百节解离，经脉缓弱，血气虚耗，骨髓空竭，恍恍翕翕①，气力转小，著床而不能动摇，起止仰人，或引岁月而死者有之，如仲景烧裈散、《活人》猳鼠粪汤、竹皮汤、当归白术汤，选而用之。此证盖鲜，医难卒救，外察形证，内审病源，而或获愈者有之。

伤寒病从男子阴易，猳鼠粪汤主之。

男子交接劳复，以致卵瘇，腹中绞痛欲绝，竹皮汤主之。

妇人病未平复，因有所动，小腹急痛，腰胯疼，四肢不举，身无热证，当归白术汤主之。

论劳复脉证并治第二十七

盖劳为劳动之劳，复为再发也。伤寒瘥后，因劳动再发者是也。此有二种，一因劳复外伤，非止强力持重，摇体远行之劳，至于梳头洗面则动气，悲忧思虑则劳神，皆能复也；一因饮食内伤，为多食则遗，食肉则复者是也。经曰：热病已愈，而时有所遗者，何也？以热甚而强食之，病已衰而食有所感②，因其谷气留薄，两阳相合，故有所遗。经曰：病已瘥，尚微烦不了了者，以新瘥胃气未和，不胜谷气，故令微烦，损谷则愈。伤寒瘥已，更发热，小柴胡汤主之。脉浮者，汗之；沉者，下之。有宿食者，枳实栀子豉汤主之。腰以下有水气者，牡蛎泽泻散主之。阳气不足，胃中虚寒，不内津液，故喜唾，久不了了者，理中丸主之。津液不足则虚羸，余热未尽则伤气，故少

---

① 翕翕：形容发烧时的症状。

② 感：《伤寒明理论》作"藏"，义胜。

气，气逆欲吐，竹叶石膏汤调胃散热而愈。大抵伤寒邪气之传，自于表而入于里，曲有次第焉。发汗吐下，自轻至重，亦有差等焉。劳复之证则不然，见其邪气复来也，必迎而夺之，不待其传而治之，则合宜而愈矣。

大病瘥后，劳复者，枳实栀子豉汤主之。若有宿食者，加大黄如博棋子①大五六枚也。

大病瘥后，从腰以下有水气者，牡蛎泽泻散主之。

伤寒解后，虚羸少气，气逆欲吐者，竹叶石膏汤主之。

劳复寒热，猳鼠粪栀子豉汤主之。

大病瘥后，喜唾，久不了了者，胃上有寒，当以丸药温之，宜理中丸。

伤寒瘥以后，更发热者，小柴胡汤主之。脉浮者，以汗解之；脉沉实者，以下解之。

病人脉已解，而日暮微烦，以病新瘥，人强与谷，脾胃气尚弱，不能消谷，故令微烦，损谷则愈。

---

① 博棋子：即围棋子。

卷第九①

论痉脉证并治第二十八

痉，谓痓也。《内经》曰：肺移热于肾，传为痉，筋柔而无力。痉为骨痓而不随。痓者，强也。《千金》以强直为痓。经曰：颈项强急，口噤，背反张者，痓也。由是观之，痓为痉也，明矣。又有瘛疭者，俗谓之搐搦是也。瘛者，筋脉急也，疭者，筋脉缓也。急者引而缩，缓者纵而伸。或缩或伸，动而不正者，痓也，二者相近，为风为热，均为候也。经曰：太阳中风，重感于寒，故发热无汗，反恶寒者，名曰刚痓。太阳中风，重感于湿，故发热汗出，而不恶寒者，名曰柔痓，桂枝加葛根汤主之。若审知刚痓，胸满口噤，其人卧不着席，脚挛急，必龂齿，可与大承气汤。《金匮要略》曰：太阳病，其证备，身体强几几，然脉反沉迟，此为痓，栝蒌桂枝汤主之。太阳病，发汗太多，因致痓。太阳中风，为纯中风，太阳伤寒，为纯伤寒，皆不作痓，惟太阳②重感寒湿，乃变为痓。其病身热足寒，颈项强急，恶寒，时头热，面赤目赤，独头动摇，卒口噤，背反张者，痓病也，小续命汤主之，《活人》八物白术散、桂枝煮散，可选而用之。伤寒病至于瘛疭者，病势已过矣，多难可制，盖邪热气极，热盛则风搏并于经络，风主动，致四肢瘛疭而不宁。有风湿被火微发黄者，剧则如惊痫状，时瘛疭，言其热之极盛也。《内经》有曰：太阳终者，戴眼反折，瘛疭，绝汗乃出，大

---

① 卷第九：标题原无，据原目录补。

② 阳：《注解伤寒论》此下有"中风"二字。

如贯珠，着衣不流，是见其瘛疭为已过之疾也。又有四肢漐习，为四肢动而不止，似瘛疭，而无力不得伸缩者也，此为肝绝。瘛疭之证虽难已，若能以驱风涤热之剂折其大热，则瘛疭亦有生者；若妄加药火，或饮以发表之药，则死不旋踵。经曰：一逆尚引日，再逆促命期。可见仲景用药不苟，后之人可不慎欤？

太阳头痛，项强几几，然反汗出者，桂枝加葛根汤主之。

痉证，卒口噤，背反张，独头动摇者，小续命汤主之。

风虚昏愦，不自知觉，手足瘛疭，或时搐搦，起卧不安及中风自汗者，独活汤。

阴痉，二三日不瘥，手足厥冷，痉脉拘急，汗不出，阴气内伤者，八物白术散主之。

论湿脉证并治第二十九

风雨袭虚，山泽蒸气，人多中湿。《金匮要略》曰：雾伤皮腠，湿流关节，故身体烦疼，其脉沉缓，为中湿。湿家之为病，一身尽疼，发热，身色如熏黄。太阳病，关节疼痛而烦，脉沉而细者，此名湿痹。湿痹之候，其人小便不利，大便反快，但当利其小便。湿家其人但头汗出，背强，欲得被覆向火。若下之蚤则哕，胸满，小便不利，舌上如胎者，以丹田有热，胸中有寒，欲饮水而不能咽，则口燥烦也。病者一身尽痛，发热日晡所剧者，此名风湿也。此病伤于汗出当风，或久伤取冷所致也，麻黄杏仁薏苡甘草汤主之。风湿相搏，一身尽疼，法当汗出而解，值天阴雨不止，医云此可发汗，汗大出而不愈者，此风气去而湿气在也。若治风湿者，发其汗，但微微似欲汗出者，风湿俱去也。其人常伤于湿，因而中暑，湿热相搏，则发湿温病。若两胫冷，腹满，又皆多汗，头目痛，苦妄言，其脉阳濡而弱，阴小而急，治在太阴，不可发汗，汗出必不能言，耳聋，不知痛所在，身青面色变，名曰中①暍，如此死者医杀之也，白虎加苍术汤主之。湿家病，身上疼痛，发热，面黄而喘，头痛，鼻塞而烦，其脉大，自能饮食，腹中和无病，病在头中寒湿，故鼻塞，纳药鼻中，以宣泄头中寒湿而愈。湿家下之，额上汗出，微喘，小便利者，死；若下利不止者，亦死。医者宜深察而穷研之。

伤寒八九日，风湿相搏，身体烦疼，不能自转侧，不呕不渴，脉浮虚而涩者，桂枝附子汤主之。若其人大便硬，小便自利者，去桂枝加白术汤主之。

风湿相搏，骨节烦疼，掣痛不得屈伸，近之则痛剧，汗出短气，小便不利，恶风不欲去衣，或身微肿者，甘草附子汤主之。

病人一身尽疼，发热日晡所剧者，此名风湿，因汗出当风，久伤取冷所致也，麻黄杏仁薏苡甘草汤主之。

风湿，脉浮身重，汗出恶风者，防己黄芪汤主之。

温温自汗者，白虎加苍术汤主之。

中湿无汗者，麻黄加苍术汤主之。

论暍脉证并治第三十

暍者，中暑也，谓太阳中热者，暍是也。其人汗出恶寒，身热而渴，脉微弱者，以夏月伤冷水，水行皮中所致也。大抵中暑与热病外证相似，但热病脉盛，中暑脉虚，以此别之。《甲乙经》曰：脉盛身寒，得之伤寒；脉虚身热，得之伤暑。盖寒

---

① 中：《类证活人书》作"重"。

伤形而不伤气，所以脉盛；热伤气而不伤形，所以脉虚。太阳中暍，发热恶寒，身重而疼痛，其脉弦细芤迟，小便已，洒洒然毛耸，手足逆冷，小有劳，身即热，口开，前板齿燥。若发汗，则恶寒甚；加温针，则发热甚；数下之，则淋甚。凡病有在表者，有在里者，有表里俱病者，此则表里俱病者也。仲景无治法，古方惟用白虎汤解之。大凡暑暍之毒中于人也，惟夏秋之交，以金代火，丁藏庚出，三伏穷而暑方尽，正暑炽于酷烈，火刑于金之时也，而触冒其毒者，心火燥焚，肺金消烁，身热烦渴，头痛汗出，气弱脉虚，理之自然也。所以用白虎者，取其清寒之气，消折烦毒，扶振肺气，此即有强助肺金之义也，故取金兽之名曰白虎。中暑投之，无不解矣。若夫暑毒伏郁，不即解散，藏于心经，经久积岁，遇热乃发，畏日头疼，烦闷不安，小便黄赤，倦怠肌瘦，不喜饮食，当此之时，非白虎可折。世人服酒煮黄连丸，《活人》用大黄瞿麦汤，是皆宣散心经之伏毒也。如《诊治明理论》如圣饼子，亦《活人》之遗意也。审知暑暍，不问何候，并投黄龙汤，数服即解。若中暑作热病，治之妄用温暖燥药，必致发黄、斑出、惊狂、蓄血之候，变证百出，而欲求十全之效者，几希矣。

暑毒深伏作渴者，酒煮黄连丸主之。

黄龙汤大解暑毒，凡中暑之人，审是暑暍之病，不问何候，并投数服而解，此即小柴胡汤去半夏，倍加人参、栝蒌根是也。

远年暑气，如圣饼子主之。

辨不可发汗脉证并治第三十一

夫以为疾病至急，仓卒寻按，治者难得，故重集诸可与不可方治，比之三阴三阳篇中，此易见也。又时有不止是三阴三阳篇中者，重列在诸可与不可条中也。

脉濡而弱，弱反在关，濡反在巅，微反在上，涩反在下。微则阳气不足，涩则无血。阳气反微，中风汗出而反躁烦。涩则无血，厥而且寒。阳微发汗，躁不能眠。

动气在右，不可发汗；发汗则衄而渴，心苦烦，饮即吐水。动气在左，不可发汗；发汗则头眩，汗不止，筋惕肉瞤。动气在上，不可发汗；发汗则气上冲，正在心端。动气在下，不可发汗；发汗则无汗，心中大烦，骨节苦疼，目运，恶寒，食则反吐，谷不得前。

咽中闭塞，不可发汗；发汗则吐血，气欲绝，手足厥冷，欲得蜷卧，不能自温。

诸脉得数动微弱者，不可发汗；发汗则大便难，腹中干，胃燥而烦，其形相象，根本异源。

厥，脉紧，不可发汗；发汗则声乱、咽嘶、舌萎、声不得前。

诸逆发汗，病微者难差，剧者言乱，目眩者死，命将难全。

咳而小便利，若失小便者，不可发汗，汗出则四肢厥冷。

伤寒头痛，翕翕发热，形象中风，常微汗出自呕者，下之益烦，心中懊憹如饥；发汗则致痉，身强，难以屈伸；熏之则发黄，不得小便，久①则发咳唾。

咽中干燥者，不可发汗。

淋家，不可发汗；发汗则便血。

疮家，虽身疼痛，不可发汗；发汗则痉。

衄家，不可发汗；汗止必额上陷，脉紧急，目直视不能眴，

---

① 久：《注解伤寒论》作"灸"，义胜。

不得眠。

亡血家，不可发汗；发汗则寒栗而振。

辨可发汗脉证并治第三十二

大法，春夏宜发汗。凡发汗，欲令手足俱周，时出以漐漐然，一时间许亦①佳，不可令如水流漓。若病不解，当重发汗。汗多必亡阳，阳虚不得重发汗也。凡服汤发汗，中病便止，不必尽剂。凡云可发汗无汤者，丸散亦可服，要以汗出为佳，然不如汤之随证良验。《圣济经》② 云：汤液主治，本乎腠理是也。

夫病脉浮大，问病者言，但便硬尔，误利者为大逆，硬为实，汗出而解，何以故？脉浮，当以汗解。

下利后，身疼痛，清便自调者，急当救表，宜桂枝汤解肌③。

发汗多，亡阳谵语者，不可下，与柴胡桂枝汤和其营卫，以通津液后自愈。

太阳外证未解者，不可下也，下之为逆，欲解外者，宜桂枝汤主之。

太阳病，先发汗不解，而复下之，脉浮者不愈，浮为在外而反下之，故令不愈。今脉浮，故知在外，当须解外则愈，宜桂枝汤主之。

太阳病，脉浮紧，无汗发热，身疼痛，八九日不解，表证仍在，此当发汗。服药已微除，其人发烦目瞑，剧者必衄，衄

---

① 亦：《金匮玉函经》作"益"。
② 圣济经：即宋徽宗御制《圣济经》，中医学综合著作。
③ 解肌：《注解伤寒论》作"发汗"。

乃解，所以然者，阳气重①故也，麻黄汤主之。

病尝自汗出者，此为营气和，营气和者外不谐，以卫气不共营气和谐故尔。以营行脉中，卫行脉外，复发其汗，营卫和则愈，宜桂枝汤。

病人脏无外病，时发热，自汗出而不愈者，此卫气不和也，先其时发热则愈，宜桂枝汤主之。

伤寒脉浮紧，不发汗，因致衄者，麻黄汤主之。

伤寒不大便六七日，头痛有热者，与承气汤。其小便清者，知不在里，仍在表也，当须发汗，若头痛者必衄，宜桂枝汤。

伤寒发汗已解，半日许复烦，脉浮数者，可更发汗，宜桂枝汤。

太阳病，发热汗出者，此为营弱卫强，故使汗出，欲救邪风者，宜桂枝汤。

太阳与阳明合病，喘而胸满者，不可下，宜麻黄汤主之。

① 阳气重：即阳气怫郁。

卷第十①

辨不可吐脉证并治第三十三

太阳病，当恶寒发热，今自汗出，反不恶寒发热，关上脉细数者，以医吐之故②也。一二日吐之者，腹中饥，口不能食；三四日不喜糜粥，欲食冷食，朝食暮吐，以医吐之所致也，此为小逆。

太阳病吐之，但太阳病当恶寒，今反不恶寒，不欲近衣，此为吐之内烦也。

辨可吐脉证并治第三十四

大法，春宜吐。凡用吐汤，中病即止，不必尽剂也。

病胸上诸实，胸中郁郁而痛，不能食，欲使人按之，而反有涎唾，下利日十余行，其脉反迟，寸口脉微滑，此可吐之。吐之，利则止。

宿食在上脘者，当吐。

病人手足厥冷，脉乍结者，以客气在胸中。心下满而烦，欲食不能食者，当病在胸中，宜吐之。

病如桂枝证，头不痛，项不强，寸脉微浮，胸中痞硬，气上冲咽喉，不得息者，此为胸有寒也，当吐之，宜瓜蒂散。

发汗，若下之，而烦热胸中窒者，栀子豉汤主之。

伤寒五六日，大下之后，身热不去，心中结痛者，未欲解

---

① 卷第十：标题原无，据原目录补。
② 故：《注解伤寒论》作"过"。

也，栀子豉汤主之。

阳明病下之，其外有热，手足温，不结胸，心中懊憹，饥不能食，但头汗出者，栀子豉汤主之。

病人手足厥冷，脉乍紧者，邪结在胸中，心满而烦，饥不能食者，病在胸中，当吐之，宜瓜蒂散。

下利后更烦，按之心下濡者，为虚烦也，宜栀子豉汤。

辨不可下脉证并治第三十五

脉濡而弱，弱反在关，濡反在巅，微反在上，涩反在下。微则阳气不足，涩则无血。阳气反微，中风汗出而反躁烦。涩则无血，厥而且寒。阳微不可下，下之则心下痞硬。

动气在右，不可下；下之则津液内竭，咽燥、鼻干、头眩、心悸也。动气在左，不可下；下之则腹内拘急，食不下，动气更剧。虽有身热，卧则欲踡。动气在上，不可下；下之则掌握热烦，身上浮冷，热汗自泄，欲得水自灌。动气在下，不可下；下之则腹胀满，卒起头眩，食则下利清谷，心下痞也。

咽中闭塞，不可下；下之则上轻下重，水浆不下，卧则欲蜷，身急痛，下利日数十行。

诸外实者，不可下；下之则发热，亡脉厥者，当脐握热。

诸虚家，不可下；下之则大渴，求水者易愈，恶水者剧。

脉浮大，应发汗，医反下之，此为大逆。

呕多，虽有阳明证，不可攻之。

太阳病，外证未解，不可下，下之为逆。

夫病阳多者热，下之则大便硬。

无阳阴强，大便硬者，下之则必清谷腹满。

伤寒发热，头痛，微汗出。发汗，则不识人；熏之则喘，不得小便，心腹满；下之则短气，小便难，头痛，背强；加温针则衄。

下利，脉大者，虚也，以其强下之故也。脉浮革，故尔肠鸣者，与当归四逆汤主之。

辨可下脉证并治第三十六

大法，秋宜下。凡服下药，用汤胜丸，中病即止，不必尽剂也。

下利，脉三部脉皆平，按之心下硬者，急下之，宜大承气汤。

下利，脉迟而滑者，内实也。利未欲止，当下之，宜大承气汤。

问曰：病人有宿食，何以别之？师曰：寸口脉浮而大，按之反涩，尺亦微而涩，故知有宿食，当下之，宜大承气汤。

下利，不欲食者，以有宿食故也，当下之，宜大承气汤。

下利瘥后，至其年月日时复发者，以病不尽故也，当下之，宜大承气汤。

下利，脉反滑，当有所去，下之乃愈，宜大承气汤。

病腹中满痛，此为实也，当下之，宜大承气汤。

伤寒后，脉沉沉者，内实也，下解之，宜大柴胡汤。

脉双弦而迟者，必心下硬；脉大而紧者，阳中有阴也，可以下之，宜大承气汤。

伤寒十三日，过经，谵语者，以有热也，当以汤下之。若小便利者，大便当硬，而反下利，脉调和者，知医以丸药下之，非其治也。若自下利者，脉当微厥，今反和者，此为内实也，调胃承气汤主之。

阳明病，不吐不下，心烦者，可与调胃承气汤。

伤寒若吐、若下后不解，不大便五六日，上至十余日，日晡所发潮热，不恶寒，独语如见鬼状。若剧者，发则不识人，循衣摸床，惕而不安，微喘直视，脉弦者生，涩者死。微者，但发热谵语者，大承气汤主之。若一服利，止后服。

阳明病，谵语有潮热，反不能食者，胃中必有燥屎五六枚也。若能食者，但硬尔，宜大承气汤下之。

汗出谵语者，以有燥屎在胃中，此为风也，欲下之，过经乃可下之。下之若蚤，语言必乱，以表虚里实故也。下之则愈，宜大承气汤。

三阳并病，太阳症罢，但发潮热，手足漐漐汗出，大便难而谵语者，下之则愈，宜大承气汤。

阳明证，其人喜忘者，必有畜血。所以然者，本有久瘀血，故令喜忘，屎虽硬，大便反易，其色必黑者，宜抵当汤下之。

病人小便不利，大便乍难乍易，时有微热，喘冒不能卧者，有燥屎也，宜大承气汤。

伤寒吐后，腹胀满者，与调胃承气汤。

伤寒六七日，目中不了了，睛不和，无表里证，大便难，身无①热者，此为实也。急下之，宜大承气汤。

阳明病，发热汗多者，急下之，宜大承气汤。

发汗不解，腹满痛者，急下之，宜大承气汤。

腹满不减，减不足言，当下之，宜大承气汤。

阳明少阳合病，必下利。其脉不负者，为顺也；负者，失也，互为克贼，名为负也。脉滑而数者，有宿食也，当下之，

① 无：《注解伤寒论》作"微"。

宜大承气汤。

病人无表里证，发热七八日，虽脉浮数者，可下之。假令已下，脉数不解，合热则消谷善饥。至六七日，不大便者，有瘀血也，宜抵当汤主之。

少阴病，得之二三日，口燥舌干而渴者，急下之，宜大承气汤。

少阴病，自利清水，色纯青，心下必痛，口干燥者，急下之，宜大承气汤。

少阴病，六七日，腹胀不大便者，急下之，宜大承气汤。

辨可温脉证并治第三十七

病发热，头痛，脉反沉，若不瘥，身体疼痛，当救其里，宜四逆汤。

脉浮而迟，表实里寒，下利清谷者，四逆汤主之。

少阴病，脉沉者，急温之，宜四逆汤。

少阴病，饮食入口即吐，心中温温欲吐，复不能吐，始得之，手足寒，脉弦迟者，此胸中实，不可下也，当吐之。若膈上有寒饮，干呕者，不可吐也，当温①之，宜四逆汤。

若其人内有久寒者，宜当归四逆加吴茱萸生姜汤主之。

呕而脉弱，小便复利，身有微热，见厥者难治，四逆汤主之。

下利清谷，里寒外热，汗出而厥者，通脉四逆汤主之。

辨可刺脉证并治第三十八

凡治温者，可刺五十九穴。五十九刺者何？两手内外侧各

---

① 温：原作"吐"，据《注解伤寒论》改。

三，凡十二痏①；五十指间各一，凡八痏，足亦如是；头入发际一寸旁三分各三，凡六痏；更入发三寸边五，凡十痏；耳前后口下各一，项中一穴，凡六痏；顶上一，囟会一，发际一，廉泉一，风池二，天柱二。又《内经》曰：热腧五十九，头上五行。五行者，以泻诸阳之热逆也。大杼、膺穴②、缺盆、背腧，此八者以泻胸中之热。气冲、三里、巨虚、上下廉，此八者以泻胃中之热也。云门、髃骨、委中、髓空，此八者以泻四肢之热也。五脏腧旁五，此五者以泻五脏之热也，凡此五十九穴者，皆热之左右者也。

太阳病六七日以上自愈者，以行其经尽故也。若欲再作经者，针足阳明，使经不传则愈。

伤寒，腹满，谵语，寸口脉浮而紧，此肝乘脾也，名曰纵，刺期门。

伤寒发热，啬啬欲饮，恶寒，大渴欲饮水，其腹必满，自汗出，小便利，其病欲解，此肝乘肺也，名曰横，刺期门。

太阳与少阳并病，头项强痛，或眩冒，时如结胸，心下痞硬者，当刺大椎第一间、肺俞、肝俞，慎不可发汗，发汗则谵语，脉弦，五六日谵语不止者，当刺期门。

妇人中风，发热恶寒，经水适来，得之七八日，热除而脉迟身凉，胸胁下满，如结胸状，谵语者，此为热入血室也，当刺期门，随其实而泻之。

太阳少阳并病，心下硬，颈项强而眩者，当刺大椎、肺俞、肝俞，慎勿下之。

---

① 痏（wěi 伟）：穴。
② 膺穴：中府。

阳明病，下血谵语者，此为热入血室也。当刺期门，随其实而泻之，濈然汗出则愈。

辨不可灸脉证并治第三十九

凡人身之脉，三百六十有五，其三寸①穴，灸之有害，七十九穴，刺之为灾，并中髓也。

脉浮，热甚，反灸之，此为实。实以虚治，因火而动，必咽燥吐血。

微数之脉，慎不可灸。因火为邪，则为烦逆，追虚逐实，血散脉中，火气虽微，内攻有力，焦骨伤筋，血难复也。

脉浮，宜以汗解，用火灸之，邪无从出，因火而盛，病从腰以下必重而痹，名火逆也。

辨可灸脉证并治第四十

少阴病，吐利，手足不逆冷，反发热者，不死，脉不至，灸少阴七壮。

少阴病，下利，脉微涩，呕而汗出，必数更衣，反少者，当温其上，宜灸之。

厥阴病，脉促，手足厥逆，可灸之。

伤寒六七日，脉微，手足厥冷，烦躁，灸厥阴，厥不还者，死。

---

① 三寸：《注解伤寒论》作"三十九"。

仲景药性论治

明①御诊太医尚从善撰

辛甘发散为阳

桂枝　辛热。发散风寒，肥实腠理。越脾汤发越脾气，葛根汤用为解肌，大青龙散寒，小青龙发表，甘草汤行阳，附子汤升阴，救逆汤解未尽之表邪，牡蛎汤散经中之火逆，桃核承气散血，炙甘草汤复脉，半夏散散客寒咽痛，四逆汤救阳气外亡。凡三十七方同用。

麻黄　苦温。泄卫气，发表邪，通腠理，解肌密。疏伤寒头痛，消赤黑斑毒，治温疟瘴疫，开毛孔皮肤。大青龙主营卫俱病，小青龙发寒邪在表，附子汤解少阴之寒，石膏汤散肺中之实，升麻汤发甚热，甘草汤救表寒。凡十三方同用。

葛根　甘平。主伤寒中风头痛，开泄腠理，发汗解肌，治太阳项强，疗合病下利。半夏汤治但呕而不下利，黄连汤除表未解而喘急。凡四方同用。

升麻　味甘苦平。主温疫时行热疾，止寒热头痛瘴疟。葱白为引，散太阳风寒。石膏为使，止阳明齿痛。升阳气于至阴之下，发浮热于毫毛之端。

生姜　辛温。主伤寒头痛，鼻塞，治咳逆痰水，温中安和胃气，游行诸经。仲景诸汤用以发散风冷而通神明。凡二十三方同用。

---

① 明：疑"元"字之误。

葱白　之辛温。通上下之阳气，发表里之风寒。表邪入太阴阳明者，引众药发散。少阴症，面色赤者，宜加白通汤，肾苦燥者可润。

酸苦涌泄为阴

瓜蒂　苦寒，有毒。吐心胸填塞，咽喉不得息，湿家头中寒湿，纳药鼻中则愈。

赤小豆　酸甘。通气利小便，下水止消渴。瓜蒂散涌吐逆气虚烦，赤小豆汤治黄从小便中出。

栀子　苦寒，有毒。主少气虚满，时疾发黄。轻飘象肺，入太阴经；色赤象心，彻心中热。栀子豉汤吐心中懊憹，厚朴汤吐心烦腹满。凡用栀子汤，旧微溏者，不可服。凡六方同用。

香豉　苦寒。通关节，出汗。吐胸中窒塞，治下后身热，与薤白同煎，治伤寒下利，劳复发热，用苦发之。

寒淫所胜平以辛热

附子　辛甘大热，有大毒。为阳中之阳，故走而不守，入手少阳，浮中沉，无所不至，非身表凉四肢厥，不可浪用。四逆汤散阴寒，姜附汤复阳虚，附子汤补胃，加桂枝和表，白通汤温里，真武汤除湿。凡十六方同用。

干姜　辛温大热。其性止而不移，属阳，可升可降，补下焦虚寒，温手足厥冷。同附子温里，甘草复阳。桃花汤补不足，理中丸止吐利，人参汤解表，陷胸丸开结。凡十七方同用。

吴茱萸　辛温大热，有小毒，入太阴厥阴之经。治阴毒下气最速，开腠理散寒，通关节和胃。仲景主食谷欲呕，杂证治心腹绞痛。

细辛　辛温，入少阴厥阴之经。主咳逆头痛，下气，安五脏，破痰利水。小青龙行水润燥，乌梅丸温脏散寒，四逆汤治内有久寒，附子汤温少阴之气。凡五方同用。

热淫于内治以咸寒

大黄　苦寒，名号将军。夺土郁壅滞，去陈垢荡涤。大承气攻短气腹满而喘，小承气微和胃气，勿令大泄下。调胃承气治蒸蒸发热，桃核承气下少腹急结，陷胸汤下结热，抵当汤逐瘀血，泻心汤攻痞硬，麻仁丸润肠燥。凡十四方同用。

芒硝　咸寒。伐伤寒大热，治关格不通，利大小便，除肠胃垢，佐大黄攻实满，同甘遂陷结胸。

枳实　味苦酸寒。有疏通决泄之功，破结消坚之效，解伤寒结痞，除胸胁痰癖。大柴胡扶阴，四逆散泄热和胃，汤中麸炒开结，散内生宜。凡六方同用。

厚朴　苦温。苦以泄满，温以补胃。主伤寒头痛，散积年冷气。人参汤泄腹满，麻仁丸下燥结。伤寒大满大实，非承气无以攻下。承气有芒硝之峻，非枳朴无以泄气而安胃。凡六方同用。

利水道分阴阳

猪苓　味甘苦平，入太阴少阴之经。主伤寒，温疫，大热。五苓散分别阴阳，猪苓汤通调水道。

泽泻　甘咸。性寒而沉，通小肠遗沥，逐三焦停水，利小便不通，宣膀胱胞垢。凡三方同用。

白术　甘平。利水道，有分渗之功，强脾胃，有进食之效。甘草汤渗津液，五苓散润虚燥，真武汤益脾，理中丸和胃。凡七方同用。

茯苓　甘平。开胃腑止渴，伐肾水消痰，止小便多，分小便涩。大枣汤伐肾，四逆汤益阴，甘草汤生津，猪苓汤利水，附子汤补阳，真武汤益阴。凡七方同用。

滑石　甘寒。主伤寒身热虚烦，通九窍六腑津液，同阿胶分渗入太阳滑窍。

涤虚止烦燥渴

人参　甘温微寒。主虚烦吐逆，益元气，生津液，泄阴补阳，温寒退热。白虎汤益气，竹叶汤扶羸，四逆汤滋阴，黄连汤益胃，小柴胡补表里不足，附子汤补阳弱阴强，乌梅丸缓脾，理中汤断利。凡十八方同用。

竹叶　味苦大寒。主咳逆呕吐，胸中烦热，故石膏汤用以清经中余热。

石膏　辛甘微寒。解肌发汗，彻热除烦。入少阳，主三焦皮肤大热；入阳明，疗身热目痛鼻干。越脾汤发表，白虎汤除烦，大青龙解营中之寒，升麻汤清肺中之热。凡五方同用。

萎蕤　甘平。治时疾，虚寒客热，润心肺，除烦止渴。升麻汤用以润肺，白虎汤加之治烦斑。

栝蒌根　苦寒。主烦渴身热，口燥舌干。干姜汤生津液，小柴胡主烦渴。

退寒热交争

柴胡　苦平微寒，专入少阳之经。引清气而行阳道，去内外脏腑俱乏。小柴胡退寒热，四逆散散表寒，大柴胡除里热，加芒硝退潮热，故干姜汤用之复津液而助阳。凡六方同用。

黄芩　苦寒。养阴退阳，滋源彻热。中枯而轻飘者，入太阴泄肺中之火；条细而坚实者，入少阴除心中之热。佐柴胡治往来寒热，同半夏退表里之邪。黄连汤主下利，泻心汤去痞热，以至宣泄五淋，通利关节者，用之无不应效。凡十方同用。

半夏　辛平，生微寒，熟温，有毒。润无形，有形则燥。同柴胡主表虚恶寒，共黄芩退里实发热，入足阳明止吐，行手太阴除痰，表里之中用此，故有半夏之称。小青龙行水气，大柴胡散逆气，以致驱痰止嗽，下气消食者，用之皆验。凡十三方同用。

润心肺咳逆

五味子　皮肉甘酸，核仁辛苦，总而有咸，故名五味。强阴涤热，逐冷止嗽。小青龙收逆气而安肺，真武汤降咳逆而散水。

杏仁　甘苦，性温，有毒。润大肠气闭便难，解肌表时行头痛，利胸中气逆，心下烦热。麻黄汤散寒，陷胸汤泄满，大青龙发营卫寒邪，麻仁丸润津液不足。凡六方同用。

破除结硬而下①血

桃仁　苦平。破瘀血血闭，逐畜血血结。桃核承气下少腹急硬，抵当汤丸破下焦畜血。

水蛭　咸苦，有毒。苦走血，咸胜血，破畜血之证，逐恶血，消瘀血，通月闭之经。

虻虫　苦平，有毒。专破瘀血。抵当汤治下焦畜血，其人如狂者用之，或少腹满，应小便不利而反利者，为有瘀血也，以抵当丸小可攻之。

收敛神气以镇惊

铅丹　辛寒。收敛神气，镇惊除热，下气止利。

---

① 下：上图本作"散"。

龙骨　甘平，微寒。涩可去脱以固气，安神志以涩肠。

牡蛎　咸寒，入少阴肾经。主营卫虚热，消胁下坚痞。伤寒阳气亡脱，非龙骨、牡蛎之涩无以固之。凡四方同用。

蜀漆　苦平，微温，有小毒。吐胸中结气，咳逆寒热，故伤寒火邪错逆、惊狂、亡阳者用之。

陷结胸痞气

甘遂　苦甘寒，有毒。其功决水，使气直达，下十二种水，大反甘草，散膀胱留热，胸腹坚满。陷胸汤下结胸，十枣汤泄硬满。

葶苈　辛苦大寒。性沉属阴，走泄行水，通小肠、膀胱留热，抽肺金上气喘急。陷胸汤泄满，泽泻散导湿。

巴豆　性温，有毒。荡涤肠胃，宣通闭塞，破积聚留饮，下十种水气，故三物白散，寒实结胸者用之。

栝蒌实　苦冷。开豁胸痹，悦泽面色，润心肺，止血痰。陷胸汤下结，小柴胡泄热。

贝母　味辛苦，平。主伤寒烦热，心胸痞满，故白散下结气，散实热。

文蛤　味咸。走肾可以胜水，软坚而能开结，故仲景取以散表中水寒之气。

泄水肿除湿

芫花　味辛苦，性温，有小毒。主咳逆上气，胸中痰水，故十枣汤散饮逐水。

大戟　味苦甘，寒。通十二种水，利大小肠，故十枣汤下热而泄水。

商陆　味辛酸，平，有毒。主水肿腹胀洪直，花白者可入药，花赤者见鬼神，故泽泻散用以利小便而散水。

海藻　咸寒。性沉属阴，利水而通闭结，泄水以消瘇①满，同商陆导水而散结。

芫花　酸苦，微寒，有小毒。主伤寒温疟，下水瘇坚疾②，小青龙治利，谓水去而利自止也。

断下利不止

赤石脂　味甘酸辛，大温。涩可去脱以收敛，益神志五脏虚乏，主腹痛肠癖下利。禹余粮汤止利，桃花汤固肠。

禹余粮　甘寒。仲景治利在下焦，用重去怯以禁固。

白头翁　苦温。主赤毒下利，仲景用以散热厚肠。

秦皮　苦寒。主身热风寒湿痹，仲景治热利下重，以纯苦之剂坚之也。

粳米　味甘。益气止烦，止泄，养脾补胃，象西方，色白，入太阴肺脾二经。桃花汤养正气，石膏汤益不足。

白粉　米粉也，故猪肤汤用以益气断利。此非定粉，定粉乃化铅所作，止可涂面，不堪入药。

猪肤　甘温。猪乃水畜，其气入肾，少阴客热下利咽痛者加之。

葱白　辛苦，性温。泄滞气，开胸痹，入太阴经，性滑利，行阳明路，除寒热，去水散结，助气温中。四逆散治泄利下重，益下焦气滞，故借以引用。

---

①　瘇（zhǒng 肿）：指浮肿，出自《灵枢·水胀》，其曰："水始起也，目窠上微肿，如新卧起之状，其颈脉动，时咳，阴股间寒，足胫瘇，腹乃大，其水已成矣。"

②　疾：上图本作"痰"。

降噫气不除

代赭石　苦甘，性重，为镇固之剂。其胃气虚而上逆者则噫，故用以镇其虚逆而降噫气。

旋覆花　味甘咸，性冷利，有小毒。开结气，行痰水，逐留饮，消痞结。仲景治痞结而硬，硬则气坚，咸以软之。

润经益血

生地黄　甘苦，大寒。彻诸经虚热，导心膈虚烦，故炙甘草汤用以润经而益血。

天门冬　苦平。利小便，泄而不收，通肾气冷而能补，保肺气而止嗽，彻虚热而祛痰。升麻汤润肺而能除热。

麦门冬　甘平，微寒。阳中有阴之药，消肺中伏火伤金。治口干烦渴，虚劳客热。炙甘草汤益阴血，石膏汤补不足。

麻子仁　甘平。足太阴、手阳明要药。汗多胃热便难，燥湿而亡津液，故脾约丸通肠润燥，复脉汤益血润经。

通草　辛甘。通阴窍涩而不行，消水肿闭而不利，闭塞用之，故名通草。当归四逆以缓阴血。

当归　甘辛，性温，属阳。可升可降，在气主气，在血主血，气血各有所归，故名当归。除客血，补虚赢，滋养诸经。四逆汤益血，升麻补虚。凡四方同用。

彻热除黄

黄连　苦寒，入手少阴经。彻心肺间热，厚肠胃正下利。陷胸汤泄胸中实热，泻心汤导心下虚烦，人参汤通寒格，白头翁坚下利，乌梅汤安蛔，黄连汤降逆。凡十一方同用。

黄柏　苦寒，入手少阴经。泄隐①伏之火，主五脏肠胃之热结。柏皮汤散黄，白头翁坚利。

知母　苦寒。主燥闭烦心，泻心火，清肺热。白虎汤清肃肺气，升麻汤除热凉心。

茵陈蒿　苦寒。通关节解肌热，除黄疸利小便，故仲景治瘀血，发黄，小便不利。

连轺　即连翘根也。味苦，寒，故赤小豆汤除热而退黄。

桑梓白皮　苦寒。主目疾，去三虫。仲景治黄，故赤小豆汤除热而散湿。

心烦不得卧

阿胶　甘平微温。续气，入手太阴经；补血，行厥阴路。主阴气不足，泄利无休。炙甘草汤润经益心血，猪苓汤滑窍利小便，故阿胶汤阴血不足者以补之。

鸡子黄　甘温。除烦热火疮。阿胶汤补阴血，苦酒汤缓咽痛。

咽痛不能言

桔梗　苦，温，微辛，有小毒，手太阴引经之药，行胸中最高之分。止咽痛，除寒热，利咽膈，定喘急。桔梗汤散寒，佐甘草除热，甘桔相合以调寒热咽痛。

苦酒　即醋。味酸，温，助诸药行经。苦酒汤敛咽疮，猪胆汁方取便硬。

---

① 隐：上图本作"阴"。

建中焦之虚①

胶饴　甘温。补虚乏，止渴，健脾胃，补中，故建中汤用以温中散寒而健脾。

甘草　甘平。安和药石，解诸药毒，调和脏腑，补养脾胃。治五劳七伤，通九窍百脉，发散方解表，入厥阴方温里。承气汤调胃，白虎汤清肺，柴胡汤缓中，泻心汤导热。中满相反不用，内外上下中无所不至。凡四十九方同用。

大枣　甘温。安中缓脾，润经益胃，补养不足，调和百药。桂枝汤发表，附子汤除湿，十枣汤益土胜水，小青龙滋荣和卫，柴胡汤调寒热，建中汤缓脾胃，复脉汤补不足，吴茱萸汤止呕逆，治客噫，能补胃弱，疗下利，善固肠胃。凡二十九方同用。

芍药　味苦酸，专入太阴经。除湿益津液，缓中通五脏，止腹痛，利膀胱。赤者泻，白者补。越婢汤行津液，甘草汤益阴血，建中汤收正气，小青龙主气逆，黄芩汤固胃，麻仁丸敛津液，大柴胡挟阴，真武汤除湿。下后胸满当去，传经腹满宜加。凡二十一方同用。

安蛔虫之厥

乌梅　味酸，性暖。主劳热虚烦，收肺气喘急，治下利不止，除口干好睡②，故乌梅丸以安蛔厥。丸字是何意思。

蜀椒　辛温，大热。温中利关节，止利消宿食，开腠理发汗，逐寒湿通经。合和于乌梅丸中，温脏寒而安蛔。

---

① 建中焦之虚：此标题及以下内容原缺，据残抄本及《丹溪手镜》补。虚：残抄本作"邪"，据《丹溪手镜》改。

② 睡：《丹溪手镜》作"唾"。

分水有厚薄

水　性寒，味淡。净万物，攻坚，性至善，能攻坚去烦止渴，通关利窍。仲景用甘澜水，扬之无力，伐肾邪而泄奔豚。

潦水　即雨水。取其味薄而不助湿气，而散热除湿，又有麻沸汤气薄，泄虚热，清浆，解烦，消宿食。

治寒有格拒

人屎①　性寒。童男者妙，推陈致新，润肌止血，加于白通汤热剂中，可以去格拒之寒。

导大便之秘

猪胆汁　苦寒。能益阴润燥，泻汁，和醋灌入谷道中，可以导大便之秘。

土瓜根　苦寒。能通利关节格为导，取汁和少水入筒中，吹下部，便秘即通。

蜜　味甘，温。补中益气，安五脏，解诸毒，和百药入煎。仲景治津液内竭，大便因硬，熬作煎，纳谷道中引之。凡五方同用。

疗阴阳之易

裈裆　主阴阳易病，烧末，水饮和服。女患用男，男患用女，取其气相感也。

---

① 屎：白通汤组方有"人尿"，疑作"尿"。

校注后记

一、作者生平考证及成书

尚从善，约生于 1278 年，卒年不详，字仲良，大名（今河北邯郸大名县）人，元代名医。少师张信之习医。江浙乃其发轫之地，晚年定居于常熟，历任太医、御诊、上都惠民司提点、江浙医学提举。著有《本草元命苞》《伤寒纪玄妙用集》等，其医术精良，官民多赖之。

《伤寒纪玄妙用集》作者题为"御诊太医宣授成全郎上都惠民司提点尚从善编次"，后附《仲景药性论治》一卷，题为"明御诊太医尚从善撰"，可知尚氏早期为"御诊太医"，后为"成全郎""上都惠民司提点"。其书《汉张仲景传》时为"宣授成和郎江浙等处官医提举"，官至五品江浙医学提举。这里的"明御诊太医"应是"元御诊太医"之误。

关于尚从善的生平事迹，正史和地方志未见。刘飞白主编的《历代名医人物志》载："尚从善，元，著有《本草元命苞》与《伤寒纪元》。"李经纬主编的《中医人物词典》也仅载："尚从善，元医家，著《本草元命苞》九卷、《伤寒纪玄》十卷，今佚。"可知尚从善为元代医家，有《本草元命苞》《伤寒纪玄妙用集》等著作。

其中《本草元命苞》参考《大观本草》分部，撷拾切于日用药物编成。收药四百六十八种，分为草、木、人、兽、禽、虫、果、米、菜九部，每部又分上、中、下三品。每药分别载录君臣佐使、归经、性味、功能、主治、产地、药材性状、炮制、采收季节等。现存中国中医科学院图书馆馆藏黄丕烈旧抄本，内容不全，仅存自序、卷五至九，但国家图书馆收藏的清代张吾金《爱日精庐藏书志三十六卷续志四卷》（清道光七年刻本）收录了《本草元命苞》自序、班惟志序、冯子振序。他序作者在历史上皆可见记载。班惟志，生卒年不详，字彦功，号恕斋，元大梁（今河南开封）人，一说为松江（今上海）人。工文词，善篆书，经邓文肃举荐入经局，补州教授，官至集贤待制。至元间官常熟知州，江浙儒学提举。（道光）《苏州府志·卷第七十四》载"班惟志，字彦功，松江人，后至元间知常熟州，能文工诗，尤善挥翰。"与尚从善交往日久。冯子振（1257—1337），字海粟，自号怪怪道人、瀛洲客，攸州（今湖南攸县）人。著名元曲家，工诗，擅曲。仕元为集贤待制，宣抚使陈孚极敬畏之。至元年间，上《大一统赋》，后讲学于河南上蔡书院，为山长，曾任国史院编修、礼部郎中，官至天台路总管府治中。

从目前收集到的资料来看，《伤寒纪玄妙用集》从未正式刊行，仅以抄本传世，现存的《伤寒纪玄妙用集》清抄本包括张翥序（1336）、汉张仲景传（1338）、正文等内容，正文卷端作者题为"御诊太医宣授成全郎上都惠民司提点尚从善编次"。清代陆心源《皕宋楼藏书志》清光绪八年（1882）壬午十万卷楼刻本著录为"伤寒纪玄妙用集十卷旧抄本"，收录了《伤寒纪玄妙用集》三篇序，按时间顺序分别为"至大辛亥（1311）冬集贤待制承事郎长沙冯子振序""皇庆癸丑（1313）四月袁裒序""至元二年龙集丙子（1336）六月一日晋宁张翥著于广陵寓斋"。袁裒（1260—1320），字德平，鄞县人，擅书法。张翥（1287—1368），字仲举，号蜕庵，晋宁（今山西临汾）人。元代诗人。先求学于文人李存，后随其父前往杭州，学于仇远。至正初（1341）被征召为国子助教，官至翰林学士承旨。我们从以上序言中可以了解尚从善的籍贯、生平事迹、医事活动等信息。

《伤寒纪玄妙用集》袁序载："大名尚仲良独取四家之长，旁采诸书之奥，通晓传变之繇，分辨汗下之理，昭然可考，有助于医学不浅。"可知尚氏字仲良，大名（今河北邯郸大名县）人。《伤寒纪玄妙用集》张序中有尚氏自述，曰："予少雅嗜医。客次钱塘，从邺人张信之游。蒸不以未脱絮支为酷，寒不以犹衣絺之为单。败席之枕，薄糜诳饥，矻矻穷日夜心求口诵，自《本草》《灵枢》下逮古今之经方论诀，与其训注。悉参而订之，必精折其宜，及研索其旨趣，明辨其标本。居二十年，始粗通其要。搢绅君子历试诸脉之难察，疾之罕愈者，遂见誉于时。用荐者征以至遭遇得五品服，而又提医学江浙，亦云幸矣。今自念息，惟活人之心弗怠也，故取平生所用心于仲景《金匮玉函》《活人》《明理》等书，辑而成集，间附己见，非几于传世，始备卫生朝夕之用，不废后学翻阅之劳，且俟识者有以正之耳。"从张序中可知，尚氏家境贫寒，少时习医，师从张信之，在钱塘游学，学习刻苦，学术上重视训诂，二十余年略有小成，官至医学提举。尚氏在学术上继承《金匮玉函》《活人》《明理》等书，故袁序称"独取四家之长"。

《爱日精庐藏书志三十六卷续志四卷》收录的《本草元命苞》班序载"吾友尚君仲良，总角而志于医，初授业于信之张先生，尽得其脉诀方术。未几，仲良挈家维扬，踵门请谒者无虚日，名大振，达于朝。一辟为太医，再选为御诊，侍护帷幄，出入庙堂。中书以开平车驾春秋行幸，官设惠民司，提点久弛，数奏授以宣命往治焉。居三载，谨公帑，择良药，官民赖之。久之，捐家财，构药局与官廨。朝廷嘉之，再宣授复其任。及代，宣授提举江浙医学"，班惟志提到江浙"实仲良投地发轫之地，比同书锦焉"。班序提到的尚氏"自总角而志于医，初受业于信之张先生，尽得其脉诀方术……世贵世医，群学自童子，又贵老医，年逼耳顺。""班序"作于后至元三年（1337），年逼耳顺，耳顺为六十，故推算尚氏生年当为前至元十五年（1278）左右。说明尚氏少年习医，拜张信之为师，游学钱塘，尽得其传。后在班惟志建议下，举家搬往维扬（今江苏扬州）行医，也是在维扬被荐入朝，一辟为太医，再选为御诊。序中所提到的"开平"系开平府，元中统元年（1260）置，中统四年加号上都，故址在今内蒙古正蓝旗东。开平府设上都惠民司，惠民司为元代医药机构，主要任务是掌收钱粮、经营出息和为孤寡贫困者治病，设提点一员，司令一员。回回医官聂只儿和汉族医家尚从善等人曾任司卿。① 约天历三年（1330），尚氏北上担任上都惠民局提点，《本草元命苞》即成书于此任上时，其书自序"至顺改元之明年（1331）书于上都惠民司寓居正己斋"可证。由于尚氏勤勤恳恳为民治病，受到百姓爱戴，也受到朝廷嘉奖，在任三年内因医术精湛，为官清廉，朝廷嘉奖"宣授复其任"，又任三年，后宣授江浙医学提举。由此推算，尚氏担任江浙医学提举约1336年。

元代钱塘医家吴恕的《伤寒活人指掌图》中有尚从善序一篇。吴恕，生卒年不详，字如心，号蒙斋，元钱塘（今浙江杭州）人，少贫，擅治风疾，货乌蛇丸以治风疾。时采风使适有患此疾者，召恕与谈，惊服其论议，遂委治之，疾果愈，其名

---

① 铁木尔·达瓦买提.中国少数民族文化大辞典：东北、内蒙古地区卷［M］.北京：民族出版社，1997.

遂震。后征至京师，授太医院御医。对《伤寒论》颇有研究，认为仲景书深奥难于掌握，本《伤寒论》及朱肱《活人书》约为赋，以发其隐，复作《指掌图》以便初学，名《伤寒活人指掌图》，尚从善序署"成和郎江浙等处医官提举尚从善序"，书于至元三祀（1337）菊节后五日。

综上所述，尚氏生于约前至元十五年（1278），少年习医，在钱塘跟师学习二十年后略有小成。学成后迁扬州行医，医名远扬，入朝任太医、御诊，至大辛亥（1311）开始编撰《伤寒纪玄妙用集》。天历三年，即至顺元年（1330）北上，任上都惠民司提点，任期两届六年，至1336年宣授江浙医学提举。至顺二年（1331）作《本草元命苞》。晚年定居于江苏常熟①。尚氏还通绘画，元末明初张以宁《翠屏集》中有《题尚仲良画鹭卷》诗一首："沧江雨疏疏，翻飞一春锄。老树如人立，欲下意踌躇。明年柳条长，遮汝行捕鱼。"

《伤寒纪玄妙用集》从撰写至成书，从元至大辛亥（1311）冯子振作序到至元戊寅（1338）尚从善书《汉张仲景传》，跨度长达27年，可见《伤寒纪玄妙用集》历时较长，是集宋金元三代伤寒诸家之说，乃尚氏一生心血之著作。

二、目录著录及版本情况

《中国中医古籍总目》载尚从善代表著作有《伤寒纪玄妙用集》《仲景药性论》《本草元命苞》②。元代袁桷《清容居士集》收录《尚仲良刊医书疏》③："类长沙张仲景书为《十

① 戴祖铭. 虞山医学流派珍藏集萃［M］. 南京：江苏凤凰科学技术出版社，2014.

② 薛清录. 中国中医古籍总目［M］. 上海：上海辞书出版社，2007.

③ （元）袁桷. 清容居士集：1［M］. 杭州：浙江古籍出版社，2015.

图》。"可知尚仲良著有《十图》。

《爱日精庐藏书志三十六卷续志四卷》收录了冯子振《本草元命苞序》:"《本草》旧三十二卷,千八十二种,《证类》附合,动数十万言,览者厌倦。大名尚仲良取其关络于命脉之元气而必效于人者四百六十八口,撮其方味,制治省文便白,通六万言,板而行世,名之曰《本草元命苞》,如草木之有苞,色色备具,为帙九卷。……仲良良于处方,尝为《伤寒图》,一证一药,予尝为之序。今复序此书。"从这段文字可知,尚仲良著有《伤寒图》,"一证一药"成书均早于《本草元命苞》,而且冯子振亦为《伤寒图》作序。

《皕宋楼藏书志》收录的冯子振为《伤寒纪玄妙用集》作序时间为至大辛亥(1311),但序中未提及具体的书名,也未明确已成书,冯子振为《本草元命苞》作序时落款题为"海粟老人",可见已是晚年,提及《伤寒图》,未提及《伤寒纪玄妙用集》,另外,《伤寒图》与袁桷提到的《十图》是什么关系?不能排除《伤寒图》即《十图》,而且《十图》《伤寒图》成书均较早,《十图》《伤寒图》就是《伤寒纪玄妙用集》的前身也未可知。可惜的是,现仅存《伤寒纪玄妙用集》《仲景药性论》《本草元命苞》,而《十图》《伤寒图》均未见,存疑待考。

(一)目录著录

历代经籍艺文志及书目著录情况如下:

明钱溥撰《秘阁书目》:《纪玄妙用集》,六。

明焦竑辑《国史经籍志》卷四下:《本草元命苞》,七卷,元尚从善。

明《内阁藏书目录》:《纪玄妙用集》,六册(全),元至元间惠民司提点尚从善编,《古今伤寒方书》,后一卷附注张仲景

《药赋》。

明叶盛编《箓竹堂书目》卷五：《纪玄妙用集》，六。

明《文渊阁书目》卷三：《纪玄妙用集》，一部，六册。

清徐乾学《传是楼书目》：《伤寒纪元妙用集》，十卷（抄六本），元尚从善。

清卢文弨校补，蒋光煦辑《群书拾补初编》卷三十九《补辽金元艺文志》：尚从善《本草元命苞》，七卷，《伤寒纪元妙用集》，十卷。

清钱大昕撰《元史艺文志》：尚从善《伤寒纪元妙用集》，十卷。

清傅维鳞纂《明书》卷七十七：《纪玄妙用集》。

清黄虞稷撰《千顷堂书目》卷十四：尚从善《本草元命苞》，七卷，又《伤寒纪玄妙用》，十卷。

清钱谦益《绛云楼书目》卷三：《本草元命苞》，七卷，元尚从善。

清陆心源《皕宋楼藏书志》：《伤寒纪元妙用集》，十卷（旧抄本）。

陆心源在其《浙江文丛·仪顾堂集》① 中提到，《伤寒纪元妙用集》十卷，题曰"御诊太医宣授成全郎上都惠民司提点尚从善编次"。黄氏《千顷堂书目》著于录，钱氏《补元史艺文志》仍之。

日本丹波元胤《中国医籍考》：尚氏从善伤寒纪玄，医藏目录十卷，佚。

---

① （清）陆心源. 浙江文丛：仪顾堂集［M］. 杭州：浙江古籍出版社. 2015.

《中国中医古籍总目》：《伤寒纪玄妙用集》十卷，附《仲景药性论治》。存上海图书馆清抄本和浙江图书馆抄本各一部。

从历代经籍艺文志及书目可以看出，《伤寒纪玄妙用集》均有记载，但无详细的版本信息著录，唯有抄本。

（二）调研结果

经过实地调研，《伤寒纪玄妙用集》现存版本的情况如下：

1. 浙江图书馆　《伤寒纪玄妙用集》十卷，目录一卷，尚从善编次，《仲景药性论治》一卷，尚从善撰，清抄本。索书号：善154。

1函，6册，11卷，开本高29.0cm，宽17.9cm，正文半叶行数7行，每行字数15字，双行小字字数15字，无版心，无版框行格。题名"玄"字不避讳。

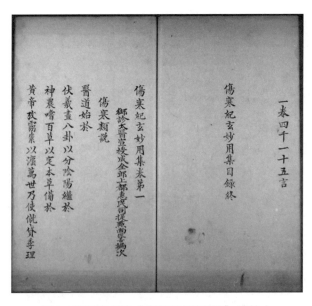

图1　浙江图书馆《伤寒纪玄妙用集》清抄本

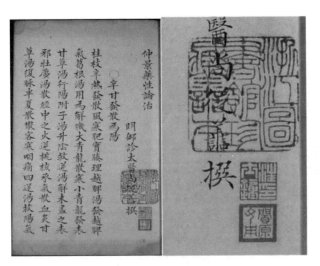

图 2　浙江图书馆《仲景药性论治》清抄本（残）

此本有多处修改笔迹，《仲景药性论治》卷端有钤印"汪士钟印、阆原/父用"。

汪士钟（约 1786—?），字阆源，一字春霆，号眼园。清代长洲（今属江苏南京市）人。曾建艺芸书舍，藏书甚丰。吴中藏书四大家黄丕烈、周锡瓒、袁廷梼、顾之逵所藏书，多归其所得，藏书处名"艺芸精舍"，可与汲古阁并列，曾编撰《艺芸精舍宋元本书目》，于有版以来官私刊本支流派别所述甚详。

2. 上海图书馆　《伤寒纪玄妙用集》十卷，尚从善编次，《仲景药性论治》一卷，尚从善撰，清抄本。索书号：线普 548952 – 55。

1 函，6 册，正文半叶行数 7 行，每行字数 15 字，双行小字字数 15 字，无版心，无版框行格。题名"玄"字不避讳。

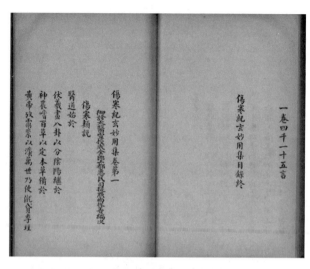

图 3　上海图书馆《伤寒纪玄妙用集》清抄本

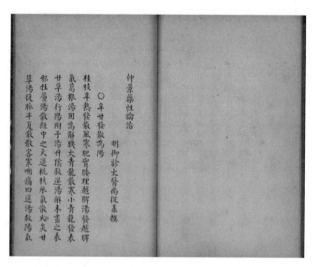

图 4　上海图书馆《仲景药性论治》清抄本（残）

3. 浙江图书馆　《伤寒纪玄妙用集十卷》（明）尚从善编次，残抄本，破损严重，仅存 8～10 卷。《仲景药性论治》一卷（明）尚从善撰，抄本。索书号：SBC0794。

存 1 册，半叶 7 行，每行 15 字，双行小字 15 字，无版心，无版框行格。题名"玄"字不避讳。

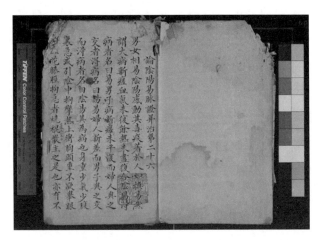

图 5　浙江图书馆《伤寒纪玄妙用集》残抄本

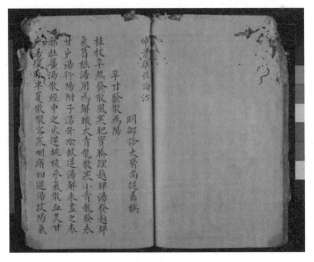

图 6　浙江图书馆《仲景药性论治》抄本

三、主要内容与学术特色

（一）内容构成

《伤寒纪玄妙用集》全书十卷，分四十篇，卷一至卷二列伤寒类说、辨脉法、平脉法、六经论治、六经禁忌，卷三至卷十类证辨析，列五十证之辨治及"诸可与不可"。最后附药性。从编写体例来看，本书第一卷为总论，第二卷为六经诊断，第三卷为病证论治，第九卷为禁忌。最后附《仲景药性论治》。

从内容构成来看，本书实为伤寒类编，吸取了王叔和、朱肱、成无己等各家学术观点，间以己意论析颇详，此即袁序所述"大名尚仲良独取四家之长，旁探诸书之奥，通晓传变之由，分晓汗下之理"。尚氏对庞安时、谢复古、王实、索矩、刘守真、李明之等医家的观点，则认为"不幽仲景言外之深意"，故开篇即表明："余因讨论之暇，重类伤寒之隐奥，采撷诸氏之要言，编辑成书，原诊以知脉，切脉以论病，因病以立法，因法以附方，因方以说药"，故类编的内容主要出自《伤寒论》《类证活人书》《注解伤寒论》《伤寒明理论》等（表1）；类编的体例包括六经辨证、八纲辨证，以"恶寒""恶风""寒热"等五十类证辨析为核心内容，治疗以汗、下、温、和为主法，附不可汗、不可吐、不可下、不可灸等注意事项。《仲景药性论治》列出十八类伤寒用药，从而全书理、法、方、药完备。

以辨脉法、平脉法、伤寒例为例，原文出自《伤寒论》同篇，《伤寒纪玄妙用集》全文引《类证活人书》《伤寒明理论》《注解伤寒论》等。

另外，因《伤寒纪玄妙用集》成书于元，选用宋金文献，亦是一部有文献价值和版本价值的伤寒专著。

表 1 《伤寒纪玄妙用集》文献基本构成表

《伤寒论》	《类证活人书》	《伤寒纪玄妙用集》《伤寒明理论》	《注解伤寒论》	《伤寒纪玄妙用集》
卷第一 辨脉法第一 平脉法第二 卷第二 伤寒例第三			辨脉法第一 平脉法第二 伤寒例第三	卷第一 伤寒类说 辨脉法 平脉法 伤寒例
卷第二 辨太阳病脉证并治上第五 卷第三 辨太阳病脉证并治中第六 卷第四 辨太阳病脉证并治下第七 卷第五 辨阳明病脉证并治第八 辨少阳病脉证并治第九 卷第六 辨太阴病脉证并治第十 辨少阴病脉证并治第十一 辨厥阴病脉证并治第十二	卷之一（一）同伤寒 二日…… 太阳 卷之十二桂枝汤（一） 阳明 少阳 太阴 少阴 厥阴		辨太阳病脉证并治上 辨太阳病脉证并治中 辨太阳病脉证并治下 辨阳明病脉证并治 辨少阳病脉证并治 辨太阴病脉证并治 辨少阴病脉证并治 辨厥阴病脉证并治	卷第二 六经论治 足太阳膀胱经 足阳明胃经 足少阳胆经 足太阴脾经 足少阴肾经 足厥阴肝经 六经禁忌 太阳证一下有八变

《伤寒论》	《类证活人书》	《伤寒明理论》	《注解伤寒论》	《伤寒纪玄妙用集》
		恶寒第二、恶风第三 发热第一、寒热第四、潮热第五 自汗第六、盗汗第七、头汗第八、手足汗第九、无汗第十 头痛第十一、项强第十二		卷第三 论恶寒恶风背恶寒脉证并治第一 论发热潮热寒热脉证并治第二 论自汗无汗头汗手足汗脉证并治第三 论头痛项强脉证并治第四
	卷之十（七十六）同心下紧满，按之石硬而痛	胸胁满第十四、心下满第十五、腹满第十六、少腹满第十七 烦热第十八、虚烦第十九、烦躁第二十、懊憹第二十一		卷第四 论胸胁满心下满腹满少腹满脉证并治第五 论结胸脉证并治第六 论烦热虚烦烦躁脉证并治第七 论懊憹脉证并治第八
	卷之十（八十二）同咽喉痛 （八十三）同口燥咽干	衄血第二十三、热入血室第二十四、蓄血第二十五、喘第二十六、悸第二十八		卷第五 论衄血蓄血热入血室脉证并治第九 论咳喘脉证并治第十 论咽干咽痛脉证并治第十一 论心悸脉证并治第十二

《伤寒论》	《类证活人书》	《伤寒明理论》	《注解伤寒论》	《伤寒纪玄妙用集》
		呕吐第二十七 哕第二十四 渴第二十九 振第三十、战栗第三十一、厥第三十二、四逆第三十三		卷第六 论呕吐脉证并治第十三 论哕噫脉证并治第十四 论烦渴脉证并治第十五 论振摇战战脉证并治第十六 论厥逆脉证并治第十七
	卷之二十一（九十五）同下利者 （九十八）同有数日不大便、有大便难 （九十六）同小便不利，小便难	谵语第三十五 自利第四十三		卷第七 论谵语脉证并治第十八 论大便自利脉证并治第十九 论大便难大便难脉证并治第二十 论小便不利脉证并治第二十一
卷第七 辨霍乱病脉证并治第十三 辨阴阳易、差后劳复脉证并治第十四	卷之二十一 （九十一）同发斑 卷之二十四 （三十）同身体重	发黄第四十六 发狂第四十七 霍乱第四十八 劳复第五十	辨霍乱病脉证并治 辨阴阳易、差后劳复证并治	卷第八 论发黄脉证并治第二十二 论发狂脉证并治第二十三 论发斑脉证并治第二十四 论霍乱脉证并治第二十五 论阴阳易脉证并治第二十六 论劳复脉证并治第二十七

《伤寒论》	《类证活人书》	《伤寒明理论》	《注解伤寒论》	《伤寒纪玄妙用集》
卷第二 辨痓湿喝脉证第四 卷第七 辨不可发汗病脉证并治第十五 辨可发汗病脉证并治第十六 卷第八 辨发汗后病脉证并治第十七			辨痓湿喝脉证第四 辨不可发汗病脉证并治 辨可发汗病脉证并治 辨发汗后病脉证并治	卷第九 论痓脉证并治第二十八 论湿脉证并治第二十九 论喝脉证并治第三十 辨不可发汗脉证并治第三十一 辨可发汗脉证并治第三十二
辨不可吐第十八 辨可吐第十九 卷第九 辨不可下病脉证并治第二十 辨可下病脉证并治第二十一 卷第十 辨发汗吐下后病脉证并治第二十二			辨不可吐 辨可吐 辨不可下病脉证并治 辨可下病脉证并治 辨发汗吐下后病脉证并治	卷第十 辨不可吐脉证并治第三十三 辨可吐脉证并治第三十四 辨不可下脉证并治第三十五 辨可下脉证并治第三十六 辨可下温脉证并治第三十七 辨可刺脉证并治第三十八 辨不可灸脉证并治第三十九 辨可灸脉证并治第四十

（二）学术贡献

1. 学术传承的贡献——传承朱成学术

学术上，尚氏推崇朱肱、成无己等伤寒名家，并汇集各家学术思想而成《伤寒纪玄妙用集》。尚氏认同朱肱的六经学说，以足三阳、足三阴六经阐释伤寒六经。如太阳经，朱氏认为足太阳膀胱经与足少阴肾经互为表里，自头走足，行于背，为诸阳主气，故邪初犯太阳，则发热恶寒，头项痛，腰脊强，脉浮。尚氏遂于《卷二·六经论治》提出"伤寒一二日，发热恶寒，头项痛，腰脊强，其脉尺寸俱浮，此足太阳膀胱经受病"。尚氏广泛引用朱氏学说，余五经皆同引于《类证活人书》。朱肱认为病人体质强弱不同，故疾病传变速度不一，其传经也不尽相同，临证需结合脉证等实际情况，尚氏在此基础上进一步提出"六经传变"学说。尚氏于《伤寒类说》云："太阳传阳明，谓之微邪，是水土传也，又谓之循经得度传；太阳传少阳，谓之越经传；太阳传太阴，谓之误下传；太阳传少阴，谓之表里传。"明确提出了"循经得度传""越经传""表里传"，否定"日传一经"学说，突破了六经传变的旧说。

尚氏在卷三至卷九三十论中，大量整合成氏《伤寒明理论》内容。在引用中将其分门别类，重新编排，并进行归纳总结。如《卷四·论自汗无汗头汗手足汗脉证并治第三》分别引自《伤寒明理论》自汗第六、盗汗第七、头汗第八、手足汗第九、无汗第十。《伤寒明理论·自汗第六》开篇介绍自汗之病因病机："邪气干于卫气，气不能卫固于外，则皮肤为之缓，腠理为之疏，由是而津液妄泄，濈濈然润，染染然出，谓之自汗也。"后文则详细介绍不同证型的自汗及其表现，如"发热自汗出而不愈，此卫气不和，风邪干于卫也""汗出恶寒，身热而渴者，暑邪干于卫也"。尚氏则在引用"是而津液妄泄，溅溅然润，絷絷然出，谓之自汗也"后，直接将自汗总结归纳为九证，所谓"然自汗有九证"。九证之下，一证一方，详解各自病因病机提出"伤风自汗，汗出恶风，宜桂枝汤；风湿自汗，身重多眠，鼻息必鼾，语言难，脉阴阳俱浮，宜萎蕤汤"，贴合临床，简洁实用。

治法上学习朱肱在桂枝汤中加寒凉药做法，以"仲景方治百病"。如《卷二·六经论治·足太阳膀胱经》桂枝汤方载："桂枝汤，西北二方居外四时行之，无不应验，江淮间惟冬及春可行之，自春末及夏至以前，桂枝证加黄芩二钱半，谓之阳旦汤；夏至以后，桂枝证可加知母半两，石膏一两，黄芩二钱半。若病人素虚寒，止用古方，不在加减。"其与朱肱在《类证活人书·卷之十二》中桂枝汤加减法内容基本相同，尚氏对朱氏学说之赞同，可见一斑。由于所处时代不同，尚氏在用药药量、药味上并非泥古而不变，朱氏于春末及夏至以前，加黄芩一分，尚氏用量二钱半，同，夏至后朱氏加知母、石膏或升麻，尚氏加知母、石膏、黄芩且药量亦不同。可见尚氏在继承朱成之学的同时，活学巧用，深刻结合临床，做出一定改变。

尚氏对热病伤寒过程中发斑的认识，源于华佗，而在治疗上则广泛吸取庞安时、郭雍等医学家的成就，提出"大抵发斑，不可用表药，亦不可用热药，惟当解化消散而已。若里热极甚，大便燥涩，宜调胃承气汤下之"。

地理环境的不同对人体的影响不同，发病也不同。如庞氏《伤寒总病论》说："又一州之内，有山居者，为积阴之所，盛夏冰雪，其气寒，腠理闭，难伤于邪，其人寿。其有病者，多中风中寒之疾也。有平居者，为居积阳之所，严冬生草，其气温，腠理疏，易伤于邪，其人夭。其有病者，多中暑中湿之疾也。"南北气候亦是如此，故庞氏在治疗伤寒病"如桂枝汤，自西北二方居人，四时行之无不应验，自江淮间地偏暖处唯冬及春可行之"。地域不同，方治有异。

纵观全书，可以说，尚从善最大的贡献就是对前人学术思想和诊疗经验的传承。

2. 辨证论治的贡献——倡八纲辨伤寒

《伤寒类说》云："以此论之，未有不由乎阴阳、表里、虚实、寒热而变病焉，表里、虚实既明，参以外证而施治，法则变易之贰何由而作！"可见尚氏对八纲内容的概括，已近乎"纲"的水平。有学者认为尚从善的《伤寒纪玄妙用集》是最早将阴阳、表里、虚实、寒热八者联系在一起的。[1][2]

尚氏于书中明确提出了诊病必先分表里、虚实、寒热，之后方可言及治法，"治伤寒之法，分表里而施汗下，详传变而用治法"。临床辨证论治要结合脉象、病症，提出"脉当辨浮、沉、迟、数，病当分内、外、脏、腑，证当别虚、实、寒、热，治当究汗、下、温、和……兼余脉而别阴阳，审虚实而分表里"，即伤寒诊治要依据脉象，分虚实、表里、寒热，继而选择治法。以六经主方为例，以八纲阐释其病因病机，如"浮为在表，表亦有虚有实，其浮而有力者，表实也，故无汗不恶风，麻黄汤之类是也；浮而无力者，表虚也，故无汗而恶风，桂枝汤之类是也"。可见，尚从善虽未明确提出八纲辨证，但尚氏学

---

① 曹东义．中医外感热病学史［M］．北京：中医古籍出版社，2004：111.

② 梁华龙．仲景研究大成：学术体系卷［M］．北京：人民军医出版社，2016：97.

说对八纲辨证的发展完善做出了重要贡献。

3. 对后世医学贡献——启迪明清医学

尚氏对于《伤寒论》的研究，既基于中医经典著作对伤寒外感杂病认识，采撷元以前如朱肱、成无己等名医的学术观点，又结合自身临床经验，对常见病证从理、法、方、药等方面进行简洁而实用的阐述。这种承古与实践相结合的方法，对后世起着深远的影响。

《永乐大典》医药部分中某些伤寒条文的注解，便吸收了尚氏对《伤寒论》的理解，如《永乐大典·卷之三千六百十五》中载："尚从善《伤寒纪玄妙用集》云，四逆汤以补阳，加茯苓、人参以益阴。阴阳之气既复，而烦之证解矣。"该注解在条文"发汗，若下至，病仍不解，烦躁者，茯苓四逆汤主之"之下，阐明伤寒汗、下后，机体损阴及阳，故烦，以茯苓四逆汤行阴阳双补之功。《永乐大典》是永乐年间由明成祖朱棣命姚广孝等主持编纂的一部类书，尚氏观点被其引用，可见其影响力。后世医家中，如清代尤在泾的《伤寒贯珠集》，其中继承了尚氏的部分学术思想。尤氏于《伤寒贯珠集·柴胡加芒硝证一条》中以尚氏观点阐释本少阳证医见大便不下，便滥用下法，误治遂成柴胡加芒硝证，提到"尚从善云，此本柴胡证，下之而不得利，仲景谓本此柴胡证，医设以大柴胡汤下之，则表里俱解，何至于有下利之证云"。《伤寒贯珠集·白虎加人参证三条》提到"阳明经为表，而腑为里，故曰热结在里。腑中之热，自内际外，为表里俱热……热盛而涸，则舌上干燥"。尤氏认为阳明经证为表，腑证为里，阳明腑热则内灼胃阴，耗伤津液，外迫孤阴，口渴恶风。并引用尚氏观点加以论证，"尚从善所谓邪热结而为实者，无大渴。邪气散漫，熏蒸焦膈，故舌上干燥而烦，大渴欲饮水数升是也"。进而提出阳明病白虎、承气两类方的用法，即热而成实则用承气，逐热荡实，热而无实则用白虎，逐热生津。毫无疑问，尚从善对明清伤寒学术发展具有一定的贡献。

4. 经方药性的贡献——首创药性研究

尚氏对《伤寒论》的贡献，不仅在于明确了八纲辨证思维以证类方之法，创新性地对相似病症进行鉴别诊断进行治疗，更难能可贵的是尚氏精于药物研究，其著有《本草元命苞》收药四百六十八种，每药分别载录君臣佐使、归经、性味、功能、主治、产地、药材性状、炮制、采收季节等。张仲景留下200多方，所有方剂组方精当，配伍加减有序，却未专门论述药性，本书最后为《仲景药性论治》，是尚氏首次对九十品伤寒常用药物的药性进行了总结，阐述四气五味、归经、升降浮沉、毒性，论述药物功效和代表性方剂，颇具创新性。《仲景药性论治》的内容，后被明代吴尚默、陈乾阳在参订《丹溪手镜》卷中时全文引用，题名为"发明五味阴阳寒热伤寒汤丸药性（二）"，少最后七味药。

另外，尚氏还对书中方剂的剂量折算有举例说明，指出秦汉时期的"分两升合"与元代不同，如"水一升，即今大白盏""铢者，六铢为一分，二十四铢为一两""云半夏一升，准今之五两""一分者，即二钱半也"，提示一两等于四分，也等于十钱，方便后人使用。后人在应用仲景方时要注意剂量的换算。

综上所述，尚氏像朱肱、庞安时、成无己等伤寒医家一样，对《伤寒论》进行了深入研究并指导临床实践，其医学成就不仅从其任惠民司提点、医学提举等这样的职位可见一斑，亦可从本书的内容可以看出，尚氏在传承前人的基础上，进一步对宋金以后的伤寒学理、法、方、药诊疗体系进行完善和构建。

（三）诊疗特色

1. 诊断特色——按症类证，详鉴别诊断

成无己首创按症类证和以方立论的编写体例，成氏对《伤寒论》中五十个主要症状，逐个分析其发生机理、病位病性、鉴别原因。如论潮热属阳明，他经皆无；烦躁有阴阳之别，劳复有内外之分；战、栗、振，若同而异，有内外之诊；眩、运、冒，似是而非；发狂为阳邪并于阳明，直视由脏之精气不荣；谵语、郑声有虚实之不同等。为后来的症状鉴别诊断学、方剂学的发展，起到了重要作用。

尚氏则对五十个主要病症进行了分类合并，如恶寒、恶风和背恶寒，发热、潮热和寒热等同一类型的病症，分成了三十篇，以三十类病症进行理法方药的阐述。以《卷第四·论胸胁满心下满腹满小腹满脉证并治第五》腹满证为例，共分四证："四者均为腹满证，有上下、傍内之分，浅深、虚实之别。胸中满、心下满是在上，而满者气也；腹满、小腹满是在下，而满者物也。"对咳喘也是分证论治，认为咳之由来，有肺寒而咳，有停饮而咳，有病在半表半里而咳，病虽同咳而治不同也。喘有邪气在表，气不利而喘者；有水气之气射肺而喘者，其治又各不同也，均进行了鉴别诊断。

2. 病种特色——详审病机，擅杂病证治

尚氏擅疗杂病，注重病位、病性等病机的探查。如腹满证的诊治，因其病因复杂，变化多端，尚氏明确提出腹满证病位有上下、内外、浅深之分，病性有虚、实之别，病理产物有气、物之异。在治疗过程中，如能根据病证位置、病性特点及病理产物性质而选方用药，则能切中病机，收获良效。尚氏推崇成无己学说，并有阐发，在成氏"腹满为里证"观点的基础上，进一步指出"腹满虽多里证，当下，亦有浅深、虚实之别"。在临床中，腹满证的形成与先行发汗、吐法、下法等误治密切相关，尚氏基于此，针对"邪气乘虚传之不一"所致腹满，强调了"有当温、当下、当吐之不同"，故临证中须当详审。

关于咽痛证的诊治，尚氏云"少阴之脉，从肾上贯肝鬲入肺中，循喉咙……是阴虚内热，客于咽中，邪热已盛，肾水干涸，所以下之者，以全肾水"。伤寒之邪自表入里，热之极也，耗损肾水，少阴之脉从肾上咽喉，肾水干涸则咽喉不利。临床上咽痛应当先辨病因，继而严审病机，为论治提供依据，故少阴咽痛，应急下之，以全肾水，方用大承气汤。咽痛一证虽表现单一，但其病因病机涉及经络脏腑，临证要根据虚实变化、病情的程度审慎用药，尚氏明确指出"邪客于少阴之络，毒气上攻，咽喉不利，或痛而生疮，或寒热相搏，皆为咽痛，治宜详审"。

3. 治法特色——伤寒治法，分汗下温和

尚氏以麻黄汤、桂枝汤、承气汤、四逆汤为例，用八纲内容解释其病机证治的区别。在临证治病时，必须抓住主症，辨明先后，然后才能依照八纲辨证，按表里虚实之不同类型，予以汗、下、温、和之不同治疗。

尚氏赞同王冰观点，于书中指出"小寒之邪，乃可温之，大寒之邪，乃可热之，小热之气，凉以和之，大热之气，寒以取之，表和里病，下之攻之而愈，里和表病，汗之散之而痊"。寒邪有大、小之分，人体体质有强、弱之别，故可根据实际情况选择温药或热药，而行温法。如"少阴虚寒证"，选用麻黄附子细辛汤，以寒淫于内，故治以甘热，佐以苦辛。邪气入里则有表、里、半表半里之不同，其治法又不尽相同。邪气在表则当行汗法，选麻、桂之属，以散表邪。邪气入里则易热化，耗伤津液，甚结燥屎，贻害无穷，故根据热之浅深，择三承气汤，以行下法，备而用之。又有半表半里者，选用小柴胡汤而和之，以柴胡、黄芩之苦以发传变之热，以甘草、人参之甘补里。

同时，尚氏提出六经各有禁忌，汗下温凉和须酌情使用，指出足太阳禁早下，足阳明禁发汗、禁利小便，足少阳禁发汗、禁下、禁利小便，足太阴禁下，足少阴禁发汗，足厥阴禁利小便、禁下，以指导临床。

4. 用方特色——明仲景方，为百病立法

尚氏明探伤寒，晓畅伤寒大意，活用仲景方以治百病。以桂枝汤为例，指出"此方非特治伤寒而然，驱以杂治，尢往而不可"，可以运用于"妇人作躯产后中风，若诸卒中风，亡阳自汗者用之"等杂病的治疗。其对桂枝汤的改编采用了加味、减味、加减并用等方式。加法包括加黄芪治疗黄疸类病证，加栝蒌治疗痉证，即"黄病加黄芪，痉病加栝蒌"；桂枝汤中桂枝温阳通经，和芍药敛阴之功，又有姜枣温和中土，则外可发表解肌，内可调补阴阳，故"加龙骨、牡蛎则可治疗女子梦交通、男子失精"。减法则有减桂去枣"疗小户嫁痛连日者也"。加减并用则有去芍药，加皂荚治"肺痿"；去芍药，加麻黄、附子、细辛治"气分"；减去姜、枣，加五味子、当归治"血痹"，亦可加黄芪、当归治"虚劳"；去桂加白薇、附子"疗虚羸发热汗出者也"。上述加减变化既可反映出仲景方可为百病立法，也反映尚氏对《伤寒论》学说有深刻的理解。

四、尚从善年谱

1263 年，大都设上都惠民司。

约 1278 年，出生于大名（今河北邯郸大名县）。

1287 年，总角（幼年），客次钱塘，从邺人张信之游，居钱塘二十年，善始粗通医理。

张翥出生。

1307 年，30 岁。迁往江苏扬州，以医为业，名声大振。

1308 年，31 岁。达于朝，一辟为太医，再选为御诊。

其间作《仲景药性论》，署名为"御诊太医尚从善"。

1310 年，33 岁。任成全郎。

1311 年，34 岁。开始编撰《伤寒纪玄妙用集》，冯子振为《伤寒纪玄妙用集》作序。

1313 年，36 岁。袁裒为《伤寒纪玄妙用集》作序。

1330 年，53 岁。担任上都惠民司提点。

1331 年，54 岁。《本草元命苞》成书，作自序。

1336 年，59 岁。《伤寒纪玄妙用集》成书，张翥为《伤寒纪玄妙用集》作序。

1337 年，60 岁。时任江浙等处官医提举。钱塘医家吴恕《伤寒活人指掌图》成书，尚从善作序。同年，班惟志、冯子振为《本草元命苞》作序。

1338 年，61 岁。书《汉张仲景传》。

方剂索引

　　《伤寒纪玄妙用集》十卷，按书中前文介绍，共收方一百四十四首，其中仲景方一百一十二首，除了卷二《六经论治》桂枝汤、麻黄汤等十三方有组方和用法，其余各方仅见方名，未见组方用法，实为遗憾。现根据正文中主治的病证，校注者补充《伤寒论》《伤寒类证活人书》《金匮要略》《外台秘要》《三因极一病证方论》《妇人大全良方》《是斋百一选方》《伤寒标本心法类萃》等相关原文作为方剂索引，方名后标注方剂正文页码，仅供读者参考。

二画

十枣汤　五二

　　太阳中风，下利呕逆，表解者，乃可攻之。其人漐漐汗出，发作有时，头痛，心下痞硬满，引胁下痛，干呕短气，汗出不恶寒者，此表解里未和也，十枣汤主之。

　　芫花熬　甘遂　大戟

　　上三味等分，各别捣为散，以水一升半，先煮大枣肥者十枚，取八合，去滓，内药末。强人服一钱匕，羸人服半钱，温服之，平旦服。若下少，病不除者，明日更服，加半钱。得快下利后，糜粥自养。（《伤寒论》）

八物白术散　八十，八一

　　八物白术散（六十一）　治伤寒阴痉，三日不瘥，手足厥冷，筋脉拘急，汗不出，恐阴气内伤。

　　白术半两　白茯苓半两　麻黄半两，去节，泡三沸，焙　五味子半两　桂心三分　高良姜一分　羌活半两　附子三分，炮裂，去皮脐

上件药捣筛粗散。每服四钱，以水一大盏，入生姜四片，煎至五分，去滓，不计时候温服。（《伤寒类证活人书》）

三画

三物白散　五一，五二

寒实结胸，无热证者，与三物小陷胸汤。白散亦可服。方七。一云三物小白散。

桔梗三分　巴豆一分，皮心，熬黑，研如脂　贝母三分

上三味为散，内巴豆，更于臼中杵之，以白饮和服，强人半钱匕，羸者减之。病在膈上必吐，在膈下必利。不利，进热粥一杯；利过不止，进冷粥一杯。身热皮粟不解，欲引衣自覆，若以水潠之，洗之，益令热却不得出，当汗而不汗则烦，假令汗出已，腹中痛，与芍药三两如上法。（《伤寒论》）

干姜附子汤　五四

下之后，复发汗，昼日烦躁不得眠，夜而安静，不呕，不渴，无表证，脉沉微，身无大热者，干姜附子汤主之。

干姜一两　附子一枚，生用，去皮，切八片

上二味，以水三升，煮取一升，去滓。顿服。（《伤寒论》）

干姜黄连黄芩人参汤　四〇

方见本书《六经论治·足厥阴肝经》。（《伤寒论》）

大青龙汤　四三，五三

太阳中风，脉浮紧，发热恶寒，身疼痛，不汗出而烦躁者，大青龙汤主之。若脉微弱，汗出恶风者，不可服之。服之则厥逆，筋惕肉瞤，此为逆也。大青龙汤方。

麻黄六两，去节　桂枝二两，去皮　甘草二两，炙　杏仁四十枚，去皮尖　生姜三两，切　大枣十枚，擘　石膏如鸡子大，碎

上七味，以水九升，先煮麻黄，减二升，去上沫，内诸药，煮取三升，去渣，温服一升，取微似汗。汗出多者，温粉粉之。一服汗者，停后服，若复服，汗多亡阳，遂虚，恶风烦躁，不得眠也。（《伤寒论》）

大青四物汤　七六

大青四物汤（九十六）　治伤寒热病十日以上，发汗及吐、利后，热不除，身上斑出者。

大青四两　豆豉八合　阿胶一两，炙　甘草一两，炙

上锉如麻豆大。每服抄五钱匕，以水一盏半，煎至一盏，旋入胶再煎令烊。（《伤寒类证活人书》）

大承气汤　三二，三三，四六，四七，五五，五九，六八，六九，八〇，八九，九一

方见本书《六经论治·足阳明胃经》。（《伤寒论》）

大柴胡汤　四四，五二，六一，八九

呕不止，心下急，郁郁微烦者，为未解也，与大柴胡汤，下之则愈。

柴胡半斤　黄芩三两　芍药三两　半夏半升，洗　生姜五两，切　枳实四枚，炙　大枣十二枚，擘

上七味，以水一斗二升，煮取六升，去滓，再煎。温服一升，日三服。一方，加大黄二两，若不加，恐不为大柴胡汤。（《伤寒论》）

大陷胸丸　四七，五一

结胸者，项亦强，如柔痓状，下之则和，宜大陷胸丸。

大黄半斤　葶苈子半升，熬　芒硝半斤　杏仁半升，去皮尖，熬黑

上四味，捣筛二味，内杏仁、芒硝，合研如脂，和散，取

如弹丸一枚，别捣甘遂末一钱匕，白蜜二合，水二升，煮取一升。温顿服之，一宿乃下。如不下，更服，取下为效。禁如药法。（《伤寒论》）

大陷胸汤　五〇，五一，五二

太阳病，重发汗而复下之，不大便五六日，舌上燥而渴，日晡所小有潮热，从心上至少腹硬满而痛，不可近者，大陷胸汤主之。

大黄六两，去皮　芒硝一升　甘遂一钱匕

上三味，以水六升，先煮取大黄取二升，去滓，内芒硝，煮一两沸，内甘遂末。温服一升。得快利，止后服。（《伤寒论》）

大黄黄连泻心汤　五〇

心下痞，按之濡，其脉关上浮者，大黄黄连泻心汤主之。

大黄二两　黄连一两

上二味，以麻沸汤二升渍之，须臾绞去滓。分温再服。（《伤寒论》）

大橘皮汤　六一

大橘皮汤（四）　动气在下，不可发汗，发汗则无汗，心中大烦，骨节疼痛，目运恶寒，食则反吐，谷不得入，先服大橘皮汤；吐止后，服小建中汤。

橘皮一两半，去白　甘草半两，炙　人参一分　竹茹半升

上锉如麻豆大。每服七钱，生姜四片、枣子一枚，以水二钟，煎取一盏，去滓，分二服。（《伤寒类证活人书》）

小半夏加茯苓汤　四六

卒呕吐，心下痞，膈间有水，眩悸者，小半夏加茯苓汤主之。

半夏一升　生姜半斤　茯苓三两，一法四两

上三味，以水七升，煮取一升五合，分温再服。(《金匮要略》)

小青龙去麻黄加附子汤　六二

小青龙汤。若噎者，去麻黄加附子一枚，炮。

芍药　细辛　干姜　甘草炙　桂枝各三两，去皮　五味子半升　半夏半升，洗　附子一枚，炮 (《伤寒论》)

小青龙汤　五八

伤寒表不解，心下有水气，干呕发热而咳，或渴，或利，或噎，或小便不利，少腹满，或喘者，小青龙汤主之。

麻黄去节　芍药　细辛　干姜　甘草炙　桂枝各三两，去皮　五味子半升　半夏半升，洗

上八味，以水一斗，先煮麻黄，减二升，去上沫，内诸药，煮取三升，去滓。温服一升。若渴，去半夏，加栝楼根三两；若微利，去麻黄，加荛花，如一鸡子，熬令赤色；若噎者，去麻黄，加附子一枚，炮；若小便不利，少腹满者，去麻黄，加茯苓四两；若喘，去麻黄，加杏仁半升，去皮尖。(《伤寒论》)

小建中汤　五三，六〇

伤寒二三日，心中悸而烦者，小建中汤主之。

桂枝三两，去皮　甘草二两，炙　大枣十二枚，擘　芍药六两　生姜三两，切　胶饴一升

上六味，以水七升，煮取三升，去滓，内饴，更上微火消解。温服一升，日三服。呕家不可用建中汤，以甜故也。(《伤寒论》)

小承气汤　三三，五六，七〇

方见本书《六经论治·足阳明胃经》。(《伤寒论》)

小柴胡汤 　三五，四一，四四，四五，四八，五三，五七，六一，六二，七八，七九

方见本书《六经论治·足少阳胆经》。（《伤寒论》）

小陷胸汤 　五一，五二

小结胸病，正在心下，按之则痛，脉浮滑者，小陷胸汤主之。

黄连一两　半夏半升，洗　栝楼实大者一枚

上三味，以水六升，先煮栝楼，取三升，去滓，内诸药，煮取二升，去滓。分温三服。（《伤寒论》）

小续命汤 　四五，八〇

小续命汤（五十七）　治中风及脚气痹弱，不能转侧者。又兼治小儿慢惊风。

附子五钱，生，削去皮脐　防风一两半　芍药　白术　人参　川芎　麻黄去节，汤泡三次，焙干　防己　黄芩　桂枝　甘草各一两

上锉如麻豆大。每服五钱匕，水一盏半，煎至一盏，去滓，取八分清汁，入生姜汁，再煎一二沸，温服，日三夜二。若柔痓自汗者，去麻黄；夏间及病有热者，减桂枝一半；冬及始春，去黄芩。（《伤寒类证活人书》）

四画

天水散 　七二

滑石六两　甘草一两

研细末，和匀，每一二钱。（《伤寒标本心法类萃》）

五苓散 　四〇，四六，五二，五六，六三，七一，七二，七七

若脉浮，小便不利，微热消渴者，五苓散主之。

猪苓十八铢，去皮　　泽泻一两六铢　　白术十八铢　　茯苓十八铢

桂枝半两，去皮

上五味，捣为散。以白饮和服方寸匕，日三服。多饮暖水，汗出愈。如法将息。

发汗已，脉浮数，烦渴者，五苓散主之。

伤寒汗出而渴者，五苓散主之。

中风发热，六七日不解而烦，有表里证，渴欲饮水，水入则吐者，名曰水逆，五苓散主之。（《伤寒论》）

乌梅丸　六五

蛔厥者，乌梅丸主之，又主久利。

乌梅三百枚　　细辛六两　　干姜十两　　黄连十六两　　当归四两

附子六两，炮，去皮　　蜀椒四两，出汗　　桂枝去皮，六两　　人参六两

黄柏六两

上十味，异捣筛，合治之，以苦酒渍乌梅一宿，去核，蒸之五斗米下，饭熟，捣成泥，和药令相得，内臼中，与蜜杵二千下，丸如梧桐子大。先食饮服十丸，日三服，稍加至二十丸。禁生冷、滑物、臭食等。（《伤寒论》）

文蛤散　五二

病在阳，应以汗解之，反以冷水潠之，若灌之，其热被劫不得去，弥更益烦，肉上粟起，意欲饮水，反不渴者，服文蛤散。

文蛤五两

上一味为散，以沸汤和一方寸匕，汤用五合。（《伤寒论》）

五画

甘草干姜汤　六五

伤寒脉浮，自汗出，小便数，心烦，微恶寒，脚挛急，反与桂枝欲攻其表，此误也。得之便厥，咽中干，烦躁，吐逆者，

作甘草干姜汤与之，以复其阳。

甘草四两，炙　干姜二两

上二味，以水三升，煮取一升五合，去滓。分温再服。
（《伤寒论》）

甘草汤　五九

少阴病，二三日，咽痛者，可与甘草汤，不瘥，与桔梗汤。

甘草二两

上一味，以水三升，煮取一升半，去滓。温服七合，日二
服。（《伤寒论》）

甘草附子汤　八二

风湿相搏，骨节烦疼，掣痛不得屈伸，近之则痛剧，汗出
短气，小便不利，恶风不欲去衣，或身微肿者，甘草附子汤
主之。

甘草三两，炙　附子二枚，炮　白术三两　桂枝四两

上四味，以水六升煮，取三升，去滓，温服一升，日三服，
汗出即解，能食，汗出复止者，服五合，恐一升多者，宜服六
七合为始。（《伤寒论》）

甘草泻心汤　五〇

伤寒中风，医反下之，其人下利日数十行，谷不化，腹中
雷鸣，心下痞硬而满，干呕心烦不得安，医见心下痞，谓病不
尽，复下之，其痞益甚，此非结热，但以胃中虚，客气上逆，
故使硬也，甘草泻心汤主之。

甘草四两，炙　黄芩三两　干姜三两　半夏半升，洗　大枣十二
枚，擘　黄连一两

上六味，以水一斗，煮取六升，去滓，再煎取三升。温服
一升，日三服。（《伤寒论》）

四逆加人参汤　七七

恶寒脉微，而复利，利止亡血也，四逆加人参汤主之。

甘草二两，炙　附子一枚，生，去皮，破八片　干姜一两半　人参一两

上四味，以水三升，煮取一升二合，去滓，分温再服。（《伤寒论》）

四逆汤　四六，六四，六五，七七，九一

吐利汗出，发热恶寒，四肢拘急，手足厥冷者，四逆汤主之。

甘草二两，炙　干姜一两半　附子一枚，生用，去皮，破八片

上三味，以水三升，煮取一升二合，去滓。分温再服，强人可大附子一枚，干姜三两。（《伤寒论》）

四逆散　六〇，六四，六五

少阴病，四逆，其人或咳，或悸，或小便不利，或腹中痛，或泄利下重者，四逆散主之。

甘草炙　枳实破，水渍，炙干　柴胡　芍药

上四味，各十分，捣筛。白饮和服方寸匕，日三服。咳者，加五味子、干姜各五分，并主下利；悸者，加桂枝五分；小便不利者，加茯苓五分；腹中痛者，加附子一枚，炮令坼；泄利下重者，先以水五升，煮薤白三升，煮取三升，去滓，以散三方寸匕内汤中，煮取一升半，分温再服。（《伤寒论》）

生姜泻心汤　五〇

伤寒汗出解之后，胃中不和，心下痞硬，干噫食臭，胁下有水气，腹中雷鸣，下利者，生姜泻心汤主之。

生姜四两，切　甘草三两，炙　人参三两　干姜一两　黄芩三两　半夏半升，洗　黄连一两　大枣十二枚，擘

上八味，以水一斗，煮取六升，去滓，再煎取三升。温服一升，日三服。附子泻心汤，本云加附子。半夏泻心汤、甘草泻心汤，同体别名耳。生姜泻心汤，本云理中人参黄芩汤，去桂枝、术，加黄连，并泻肝法。（《伤寒论》）

生姜橘皮汤　六一

生姜橘皮汤　治干呕哕，若手足厥冷者。

橘皮四两　生姜半斤

上锉如麻豆大。水七盏，煎至三盏，去滓温服一盏。（《伤寒类证活人书》）

白头翁汤　六八，六九

热利下重者，白头翁汤主之。

白头翁二两　黄柏三两　黄连三两　秦皮三两

上四味，以水七升，煮取二升，去滓。温服一升。不愈，更服一升。（《伤寒论》）

白虎加人参汤　四三，四六，六三

服桂枝汤，汗出后，大烦渴不解，脉洪大者，白虎加人参汤主之。

知母六两　石膏一斤，碎，绵裹　甘草二两，炙　粳米六合　人参三两

上五味，以水一斗，煮米熟汤成，去滓。温服一升，日三服。（《伤寒论》）

白虎加苍术汤　八二

白虎加苍术汤（一百十七）　治湿温多汗。

知母六两　甘草二两，炙　石膏一斤　苍术三两　粳米三两

上锉如麻豆大。每服七钱，水一盏半，煎至八九分，去滓，取六分清汁，温服。（《伤寒类证活人书》）

白虎汤　四五，六七，八三

伤寒脉滑而厥者，里有热，白虎汤主之。

知母六两　石膏一斤，碎　甘草二两，炙　粳米六合

上四味，以水一斗，煮米熟汤成，去滓，温服一升，日三服。(《伤寒论》)

白通加猪胆汁汤　六九

少阴病，下利，脉微者，与白通汤，利不止，厥逆无脉，干呕烦者，白通加猪胆汁汤主之。

葱白四茎　干姜一两　附子一枚，生，去皮，破八片　人尿五合
猪胆汁一合

上五味，以水三升，煮取一升，去滓，内胆汁、人尿，和令相得。分温再服。若无胆，亦可用。(《伤寒论》)

白通汤　六九

少阴病，下利，白通汤主之。

葱白四茎　干姜一两　附子一枚，生，去皮，破八片

上三味，以水三升，煮取一升，去滓。分温再服。(《伤寒论》)

白散　五一，五二

即三物白散。(《伤寒论》)

瓜蒂散　八七，八八

病如桂枝证，头不痛，项不强，寸脉微浮，胸中痞硬，气上冲喉咽，不得息者，此为胸有寒也。当吐之，宜瓜蒂散。

瓜蒂一分，熬黑　赤小豆一分

上二味，各别捣筛，为散已，合治之，取一钱匕，以香豉一合，用热汤七合，煮作稀糜，去滓，取汁和散，温顿服之。不吐者，少少加，得快吐乃止。诸亡血虚家，不可与瓜蒂散。

（《伤寒论》）

玄参升麻汤　七六

玄参升麻汤（九十五）　治伤寒发汗、吐、下后，毒气不散，表虚里实，热发于外，故身斑如锦纹，甚则烦躁谵语。

玄参　升麻　甘草各半两。炙

上锉如麻豆大。每服抄五钱匕，以水一盏半，煎至七分，去滓服。（《伤寒类证活人书》）

半夏泻心汤　五〇

但满而不痛者此为痞，柴胡不中与也，宜半夏泻心汤。

半夏半升，洗　黄芩　干姜　人参　甘草炙。各三两　黄连一两　大枣十二枚，擘

上七味，以水一斗，煮取六升，去滓再煎，取三升。温服一升，日三服。（《伤寒论》）

半夏散及汤　五九

少阴病，咽中痛，半夏散及汤主之。

半夏洗　桂枝去皮　甘草炙

上三味，等分，各别捣筛已，合治之。白饮和服方寸匕，日三服。若不能散服者，以水一升，煎七沸，内散两方寸匕，更煮三沸，下火，令小冷，少少咽之。半夏有毒，不当散服。（《伤寒论》）

六画

芍药甘草汤　六五

伤寒脉浮，自汗出，小便数，心烦，微恶寒，脚挛急，反与桂枝欲攻其表，此误也。得之便厥，咽中干，烦躁，吐逆者，作甘草干姜汤与之，以复其阳。若厥愈足温者，更与芍药甘草

汤，其脚即伸。

白芍药　甘草各四两。炙

上二味，以水三升，煮取一升五合，去滓。分温再服。（《伤寒论》）

芍药甘草附子汤　四四

发汗，病不解，反恶寒者，虚故也，芍药甘草附子汤主之。

芍药　甘草各三两。炙　附子一枚，炮，去皮，破八片

上三味，以水五升，煮取一升五合，去滓。分温三服，疑非仲景意。（《伤寒论》）

当归四逆加吴茱萸生姜汤　九一

若其人内有久寒者，宜当归四逆加吴茱萸生姜汤。

当归三两　芍药三两　甘草二两，炙　通草二两　桂枝三两，去皮　细辛三两　生姜半斤，切　吴茱萸二升　大枣二十五枚，擘

上九味，以水六升，清酒六升和，煮取五升，去滓。温分五服。（《伤寒论》）

当归四逆汤　三八，三九，六五，八九

方见本书《六经论治·足厥阴肝经》。（《伤寒论》）

当归白术汤　七八

当归白术汤（十）　妇人未平复，因有所动，小腹急痛，腰胯疼，四肢不任，举动无力，热发者。

白术一分　当归一分　桂枝一分，去皮　附子一分，生，去皮，破八片　生姜半两　甘草一分，炙　芍药一分　人参一分　黄芪一分

上锉如麻豆大。以水三升，煎取一升半，去滓，通口服一汤盏，食顷再服，温覆微汗差。（《伤寒类证活人书》）

竹叶石膏汤　七九

伤寒解后，虚羸少气，气逆欲吐，竹叶石膏汤主之。

竹叶二把　石膏一斤　半夏半升，洗　麦门冬一升，去心　人参二两　甘草二两，炙　粳米半升

上七味，以水一斗，煮取六升，去滓，内粳米，煮米熟，汤成去米。温服一升，日三服。(《伤寒论》)

竹皮汤　七八

竹皮汤（二十七）　疗伤寒后交接劳复，卵肿，腹中绞痛欲绝。

刮竹青皮一升

上一味，以水三升，煮一升半，绞去滓，分服立愈。(《伤寒类证活人书》)

阳旦汤　三〇

阳旦汤（一百十六）　治中风伤寒，脉浮，发热往来，汗出恶风，项强，鼻鸣干呕。

桂枝　芍药以上各三两　甘草　黄芩各二两

上锉如麻豆大，每服五钱，水一盏半，枣子一枚，生姜三片，煎至一盏，取八分清汁，温服。(《伤寒类证活人书》)

阳毒升麻汤　七六

阳毒升麻汤（十七）　治伤寒一二日便成阳毒，或服药吐下后，变成阳毒。腰背痛，烦闷不安，面赤狂言，或走，或见鬼，或下利，脉浮大数，面赤斑斑如锦纹，咽喉痛，下脓血者。五日可治，七日不可治也。

升麻二分　犀角屑一分　射干一分　黄芩一分　人参一分　甘草一分

上锉如麻豆大。以水三升，煎取一升半，去滓，饮一汤盏，食顷再服，温覆手足出汗，汗出则解。不解重作。(《伤寒类证活人书》)

防己黄芪汤　八二

风湿，脉浮，身重，汗出，恶风者，防己黄芪汤主之。

防己一两　甘草半两，炒　白术七钱半　黄芪一两一分，去芦

上锉麻豆大，每抄五钱匕，生姜四片，大枣一枚，水盏半，煎八分，去滓，温服，良久再服。喘者加麻黄半两，胃中不和者加芍药三分，气上冲者加桂枝三分，下有陈寒者加细辛三分。服后当如虫行皮中，从腰以下如冰，后坐被上，又以一被绕腰以下，温令微汗，瘥。（《金匮要略》）

如圣饼子　八三

治气厥，上盛下虚，痰饮风寒，伏留阳经，偏正头疼，痛连脑巅，吐逆恶心，目眩耳聋，常服清头目、消风痰、暖胃气。

川乌头生，去皮　天南星　干姜各一两　甘草　川芎各二两
天麻　防风　半夏洗去滑。各半两

上为末，汤浸，蒸饼和丸鸡头大，捻作饼子，晒干，每服五饼，同荆芥三五穗细嚼，茶酒任下，熟水亦得，不拘时候。（《三因极一病证方论》）

七画

赤石脂禹余粮汤　六八，六九

伤寒服汤药，下利不止，心下痞硬。服泻心汤已，复以他药下之，利不止，医以理中与之，利益甚。理中者，理中焦，此利在下焦，赤石脂禹余粮汤主之。复不止者，当利其小便。赤石脂禹余粮汤。

赤石脂一斤，碎　太一禹余粮一斤，碎

上二味，以水六升，煮取二升，去滓。分温三服。（《伤寒论》）

吴茱萸汤　四七，五四，六一

少阴病，吐利，手足逆冷，烦躁欲死者，吴茱萸汤主之。

吴茱萸一升，洗　人参三两　生姜六两，切　大枣十二枚，擘

上四味，以水七升，煮取二升，去滓。温服七合，日三服。（《伤寒论》）

牡蛎泽泻散　七八，七九

大病瘥后，从腰已下有水气者，牡蛎泽泻散主之。

牡蛎熬　泽泻　蜀漆暖水洗，去腥　葶苈子熬　商陆根熬　海藻洗去咸　栝楼根各等分

上七味异捣，下筛为散，更于臼中治之。白饮和服方寸匕，日三服。小便利，止后服。（《伤寒论》）

羌活附子汤　六二

羌活附子散（九十一）　治咳逆。

羌活　附子炮　茴香各半两。微炒　木香　干姜炮。各大枣许大

上为细末。每服二钱，水一盏，盐一捻，同煎一二十沸，带热服，一服即止。（《伤寒类证活人书》）

附子汤　四三，四四

少阴病，得之一二日，口中和，其背恶寒者，当灸之，附子汤主之。

附子二枚，炮，去皮，破八片　茯苓三两　人参二两　白术四两　芍药三两

上五味，以水八升，煮取三升，去滓。温服一升，日三服。（《伤寒论》）

附子泻心汤　五〇

心下痞，而复恶寒汗出者，附子泻心汤主之。

大黄二两　黄连一两　黄芩一两　附子一枚，炮，去皮，破，别煮

取汁

　　上四味，切三味，以麻沸汤二升渍之，须臾绞去滓，内附子汁。分温再服。(《伤寒论》)

八画

抵当丸　五七，五八

　　伤寒有热，少腹满，应小便不利，今反利者，为有血也，当下之，不可余药，宜抵当丸。

　　水蛭二十个，熬　虻虫二十个，去翅足，熬　桃仁二十五个，去皮尖　大黄三两

　　上四味，捣分四丸，以水一升，煮一丸，取七合服之。晬时当下血，若不下者更服。(《伤寒论》)

抵当汤　五六，五七，七三，九〇，九一

　　太阳病六七日，表证仍在，脉微而沉，反不结胸，其人发狂者，以热在下焦，少腹当硬满，小便自利者，下血乃愈。所以然者，以太阳随经，瘀热在里故也，抵当汤主之。

　　水蛭熬　虻虫各三十个。去翅足，熬　桃仁二十个，去皮尖　大黄三两，酒洗

　　上四味，以水五升，煮取三升，去滓。温服一升。不下更服。(《伤寒论》)

苦酒汤　五九

　　少阴病，咽中伤，生疮，不能语言，声不出者，苦酒汤主之。

　　半夏洗，破如枣核，十四枚　鸡子一枚，去黄，内上苦酒，着鸡子壳中

　　上二味，内半夏着苦酒中，以鸡子壳置刀环中，安火上，

令三沸，去滓。少少含咽之。不差，更作三剂。(《伤寒论》)

炙甘草汤　六○

伤寒脉结代，心动悸，炙甘草汤主之。

甘草四两，炙　生姜三两，切　人参二两　生地黄一斤　桂枝三两，去皮　阿胶二两　麦门冬半升，去心　麻仁半升　大枣三十枚，擘

上九味，以清酒七升，水八升，先煮八味，取三升，去滓，内胶烊消尽。温服一升，日三服。(《伤寒论》)

九画

茵陈蒿汤　四六，五五，七三，七四

阳明病，发热汗出者，此为热越，不能发黄也。但头汗出，身无汗，剂颈而还，小便不利，渴饮水浆者，此为瘀热在里，身必发黄也，茵陈蒿汤主之。

茵陈蒿六两　栀子十四枚，擘　大黄二两，去皮

上三味，以水一斗二升，先煮茵陈减六升，内二味，煮取三升，去滓。分三服。小便当利，尿如皂荚汁状，色正赤，一宿腹减，黄从小便去也。(《伤寒论》)

茯苓四逆汤　五四

发汗，若下之，病仍不解，烦躁者，茯苓四逆汤主之。

茯苓四两　人参一两　附子一枚，生用，去皮，破八片　甘草二两，炙　干姜一两半

上五味，以水五升，煮取三升，去滓。温服七合，日二服。(《伤寒论》)

茯苓桂枝甘草大枣汤　六○

发汗后，其人脐下悸者，欲作奔豚，茯苓桂枝甘草大枣汤主之。

茯苓半斤　桂枝四两，去皮　甘草二两，炙　大枣十五枚，擘

上四味，以甘澜水一斗，先煮茯苓，减二升，内诸药，煮取三升，去滓。温服一升，日三服。(《伤寒论》)

茯苓桂枝白术甘草汤　六三，六四

伤寒若吐、若下后，心下逆满，气上冲胸，起则头眩，脉沉紧，发汗则动经，身为振振摇者，茯苓桂枝白术甘草汤主之。

茯苓四两　桂枝三两，去皮　白术　甘草各二两。炙

上四味，以水六升，煮取三升，去滓。分温三服。(《伤寒论》)

枳实栀子豉汤　七八，七九

大病瘥后，劳复者，枳实栀子豉汤主之。

枳实三枚，炙　栀子十四个，擘　豉一升，绵裹

上三味，以清浆水七升，空煮取四升，内枳实、栀子，煮取二升，下豉更煮五六沸，去滓。温分再服。覆令微似汗。若有宿食者，内大黄如博棋子五六枚，服之愈。(《伤寒论》)

枳实理中丸　五一

枳实理中丸（八十一）　治伤寒结胸欲绝，心膈高起，手不可近者，宜此治之。

茯苓二两　人参二两　枳实十六片，麸炒　白术二两　干姜二两，炮　甘草二两，炒

上捣罗为细末，炼蜜为丸，如鸡子黄大。每服一丸，热汤化下，连进二三服，胸中豁然。渴者，加栝楼根二两；下利者，加牡蛎二两煅之。(《伤寒类证活人书》)

栀子干姜汤　五三，五四

伤寒，医以丸药大下之，身热不去，微烦者，栀子干姜汤主之。

栀子十四个，擘　干姜二两

上二味，以水三升半，煮取一升半，去滓。分二服，温进一服。得吐者，止后服。（《伤寒论》）

栀子甘草汤　五三

同栀子甘草豉汤。

栀子生姜豉汤　五三

若呕者，栀子生姜豉汤主之。

栀子十四个，擘　生姜五两　香豉四合，绵裹

上三味，以水四升，先煮栀子、生姜，取二升半，内豉，煮取一升半，去滓。分二服，温进一服。得吐者，止后服。（《伤寒论》）

栀子厚朴汤　四九，五三，五四

伤寒下后，心烦腹满，卧起不安者，栀子厚朴汤主之。方四十一。

栀子十四个，擘　厚朴四两，炙，去皮　枳实四枚，水浸，炙令黄

上三味，以水三升半，煮取一升半，去滓。分二服，温进一服。得吐者，止后服。（《伤寒论》）

栀子豉汤　四六，五三，五四，五五，八七，八八

发汗吐下后，虚烦不得眠，若剧者，必反覆颠倒，心中懊憹，栀子豉汤主之。

栀子十四个，擘　香豉四合，绵裹

上二味，以水四升，先煮栀子，得二升半，内豉，煮取一升半，去滓。分为二服，温进一服。得吐者，止后服。（《伤寒论》）

栀子檗皮汤　七三，七四

伤寒身黄发热者，栀子檗皮汤主之。

肥栀子十五个，擘　甘草一两，炙　黄檗二两

上三味，以水四升，煮取一升半，去滓。分温再服。(《伤寒论》)

厚朴生姜甘草半夏人参汤　四九，五〇

发汗后，腹胀满者，厚朴生姜甘草半夏人参汤主之。

厚朴半斤，炙，去皮　生姜半斤，切　半夏半升，洗　甘草二两
人参一两

上五味，以水一斗，煮取三升，去滓。温服一升，日三服。(《伤寒论》)

独活汤　八一

独活汤　治风虚昏瞶，不自觉知，手足瘛疭，坐卧不能，或发寒热，血虚不能服发汗药，及中风自汗，尤宜服之。

川独活　羌活　人参　防风　当归　北细辛　茯神去木　半夏　桂心　白薇　远志去心　菖蒲去毛　川芎各半两　甘草三分

上㕮咀，每服五钱。水盏半，姜五片，煎七分，去渣，无时温服。(《妇人大全良方》)

十画

真武汤　四三，六四

太阳病发汗，汗出不解，其人仍发热，心下悸，头眩，身𥆧动，振振欲擗地者，真武汤主之。

茯苓三两　芍药三两　白术二两　生姜三两，切　附子一枚，炮，去皮，破八片

上五味，以水八升，煮取三升，去滓。温服七合，日三服。(《伤寒论》)

桂枝二越婢一汤　四四

太阳病，发热恶寒，热多寒少，脉微弱者，此无阳也，不可发汗。宜桂枝二越婢一汤。

桂枝去皮　芍药　麻黄　甘草各十八铢，炙　大枣四枚，擘　生姜一两二铢，切　石膏二十四铢，碎，绵裹

上七味，以水五升，煮麻黄一二沸，去上沫，内诸药，煮取二升，去滓。温服一升。本云当裁为越婢汤、桂枝汤合之，饮一升。今合为一方，桂枝汤二分，越婢汤一分。（《伤寒论》）

桂枝去芍药加蜀漆龙骨牡蛎救逆汤　七五

伤寒脉浮，医以火劫迫之，亡阳必惊狂，起卧不安者，桂枝去芍药加蜀漆龙骨牡蛎救逆汤主之。

桂枝三两，去皮　甘草二两，炙　生姜三两，切　大枣十二枚，擘　牡蛎五两，熬　蜀漆三两，洗去腥　龙骨四两

上七味，以水一斗二升，先煮蜀漆，减二升，内诸药，煮取三升，去滓。温服一升。（《伤寒论》）

桂枝去芍药汤　四八

太阳病，下之后，脉促胸满者，桂枝去芍药汤主之。方八。

桂枝三两，去皮　甘草二两，炙　生姜三两，切　大枣十二枚，擘

上四味，以水七升，煮取三升，去渣，温服一升。（《伤寒论》）

桂枝甘草汤　六〇

发汗过多，其人叉手自冒心，心下悸，欲得按者，桂枝甘草汤主之。方二十七。

桂枝四两，去皮　甘草二两，炙

上二味，以水三升，煮取一升，去滓。顿服。（《伤寒论》）

桂枝加大黄汤　三七

方见本书《六经论治·足太阴脾经》。（《伤寒论》）

桂枝加芍药汤　三七

方见本书《六经论治·足太阴脾经》。（《伤寒论》）

桂枝加附子汤　四五，四七

太阳病，发汗，遂漏不止，其人恶风，小便难，四肢微急，难以屈伸者，桂枝加附子汤主之。

桂枝三两，去皮　芍药三两　甘草三两，炙　生姜三两，切　大枣十二枚，擘　附子一枚，炮，去皮，破八片

上六味，以水七升，煮取三升，去滓。温服一升。本云桂枝汤，今加附子。将息如前法。（《伤寒论》）

桂枝加厚朴杏子汤　五八

太阳病，下之微喘者，表未解故也，桂枝加厚朴杏子汤主之。方十三。

桂枝三两，去皮　甘草二两，炙　生姜三两，切　芍药三两　大枣十二枚，擘　厚朴二两，炙，去皮　杏仁五十枚，去皮尖

上七味，以水七升，微火煮取三升，去滓。温服一升，覆取微似汗。（《伤寒论》）

桂枝加葛根汤　四七，八〇

太阳病，项强几几，反汗出恶风者，桂枝加葛根汤主之。

葛根四两　麻黄三两，去节　芍药二两　生姜三两，切　甘草二两，炙　大枣十二枚，擘　桂枝二两，去皮

上七味，以水一斗，先煮麻黄、葛根，减二升，去上沫，内诸药，煮取三升，去滓。温服一升。覆取微似汗，不须啜粥，余如桂枝法将息及禁忌。（《伤寒论》）

桂枝汤 十三，三〇，三一，三二，三七，四三，四四，四五，四七，五〇，五二，五六，五九，六五，七六，七七，八五，八六

方见本书《六经论治·足太阳膀胱经》。（《伤寒论》）

桂枝附子汤 八二

伤寒八九日，风湿相搏，身体疼烦，不能自转侧，不呕，不渴，脉浮虚而涩者，桂枝附子汤主之。

桂枝四两　附子三枚，炮　甘草二两，炙　大枣十五枚　生姜三两

上五味，以水六升煮，取二升，去滓，分温三服。（《伤寒论》）

桂枝麻黄各半汤 三八

脉浮缓者，必囊不缩，外证必发热恶寒，形似疟者，为欲愈，宜桂枝麻黄各半汤（正方二）。

桂枝八钱　芍药　甘草炙。各五钱　麻黄半两，汤泡，焙秤　杏仁一十二个，汤浸，去皮尖两仁者

上锉如麻豆大。每服抄五钱匕，生姜四片、枣子一枚，水一盏半，煎煮八分，去滓温服。（《伤寒类证活人书》）

桂香汤 六二

桂香汤　圆通能首座。

桂花三升，净，拣去青柄子，研细，以磁器盛贮，覆合略蒸，花须就树摘，坠地者不可　干姜一两　甘草一两

上为细末，同桂花打匀，量入炒盐盛贮，莫令漏气，如常法点。（《是斋百一选方》）

桔梗汤 五九

少阴病，二三日，咽痛者，可与甘草汤，不瘥，与桔梗汤。

桔梗一两　甘草二两

上二味，以水三升，煮取一升，去滓。温分再服。（《伤寒论》）

桔梗枳壳汤　五一

桔梗枳壳汤（八十三）　治伤寒痞气，胸满欲绝。

桔梗　枳壳麸炒，去瓤。各一两

上锉如麻豆大。以水二盏，煎至一盏，去滓，分二服。（《伤寒类证活人书》）

栝蒌桂枝汤　八〇

治太阳病，其证备，身体强，几几然，脉反沉迟，此为痓，栝蒌桂枝汤主之。

栝蒌根二两　桂枝去皮，三两　芍药三两　甘草炙，二两　生姜切，三两　大枣擘，十二枚

上六味，以水九升，煮取三升，分温三服，微取汗。汗不出，食顷啜热粥发之。此论柔痓之治法。（《金匮要略》）

桃仁承气汤　五七

太阳病不解，热结膀胱，其人如狂，血自下，下者愈。其外不解者，尚未可攻，当先解其外，外解已，但少腹急结者，宜桃仁承气汤。

桃仁五十个，去皮尖　大黄四两　桂枝二两，去皮　甘草二两，炙　芒硝二两

上五味，以水七升，煮取二升半，去滓，内芒硝，更上火，微沸下火。先食温服五合，日三服，当微利。（《伤寒论》）

桃花汤　六八，六九

少阴病，下利便脓血者，桃花汤主之。

赤石脂一斤，一半全用，一半筛末　干姜一两　粳米一升

上三味，以水七升，煮米令熟，去滓。温服七合，内赤石脂末方寸匕，日三服。若一服愈，余勿服。（《伤寒论》）

桃核承气汤　五七

即桃仁承气汤。

柴胡加龙骨牡蛎汤　七五

伤寒八九日，下之，胸满烦惊，小便不利，谵语，一身尽重，不可转侧者，柴胡加龙骨牡蛎汤主之。

柴胡四两　龙骨　黄芩　生姜切　铅丹　人参　桂枝去皮　茯苓各一两半　半夏二合半，洗　大黄二两　牡蛎一两半，熬　大枣六枚，擘

上十二味，以水八升，煮取四升，内大黄，切如棋子，更煮一两沸，去滓。温服一升。（《伤寒论》）

柴胡加芒硝汤　四五

潮热者，实也，先宜服小柴胡汤以解外，后以柴胡加芒硝汤主之。

柴胡二两十六铢　黄芩一两　人参一两　甘草一两，炙　生姜一两，切　半夏二十铢，本云五枚，洗　大枣四枚，擘　芒硝二两

上八味，以水四升，煮取二升，去滓，内芒硝，更煮微沸，分温再服，不解，更作。（《伤寒论》）

柴胡加桂枝汤　四五

伤寒六七日，发热，微恶寒，肢节烦痛，微呕，心下支结，外证未去者，柴胡桂枝汤主之。

柴胡四两　黄芩　人参　桂枝　芍药　生姜各一两半　甘草一两　半夏二合半　大枣六枚，擘

上九味，以水七升，煮取三升，去滓，分温服。（《伤寒论》）

柴胡桂枝干姜汤　四五，四六

伤寒五六日，已发汗而复下之，胸胁满微结，小便不利，渴而不呕，但头汗出，往来寒热，心烦者，此表未解也，宜柴胡桂枝干姜汤主之。

柴胡半斤　桂枝三两，去皮　干姜二两　栝楼根四两　黄芩三两　牡蛎二两，熬　甘草二两，炙

上七味，以水一斗二升，煮取六升，去滓再煎，取三升。温服一升，日三服。初服微烦，复服汗出便愈。（《伤寒论》）

柴胡桂枝汤　六七，八五

发汗多，亡阳谵语，不可下，与柴胡桂枝汤，和其荣卫，以通津液，后自愈。

桂枝去皮　黄芩一两半　人参一两半　甘草一两，炙　半夏二合半，洗　芍药一两半　大枣六枚，擘　生姜一两半，切　柴胡四两

上九味，以水七升，煮取三升，去滓。温服一升。（《伤寒论》）

烧裈散　七七，七八

伤寒阴易之为病，其人身体重，少气，少腹里急，或引阴中拘挛，热上冲胸，头重不欲举，眼中生花，膝胫拘急者，烧裈散主之。

妇人中裈，近隐处，取烧作灰。

上一味，水服方寸匕，日三服。小便即利，阴头微肿，此为愈矣。妇人病取男子裈裆烧服。（《伤寒论》）

酒煮黄连丸　八三

酒煮黄连丸（七十九）　治暑毒伏深，累取不差，无药可治。伏暑发渴者，此方尤妙。

黄连四两，以无灰好酒浸面上约一寸，以重汤熬干

上捣罗为细末，糊为丸，如梧桐子大。滚水下三五十丸，胸膈凉、不渴为验。（《伤寒类证活人书》）

调胃承气汤 三三，三四，**四四，四五，四七，四九，五三，六五，七五，八九，九○**

方见本书《六经论治·足阳明胃经》。（《伤寒论》）

通脉四逆汤 六五，九一

少阴病，下利清谷，里寒外热，手足厥逆，脉微欲绝，身反不恶寒，其人面色赤，或腹痛，或干呕，或咽痛，或利止脉不出者，通脉四逆汤主之。

甘草二两，炙 附子大者一枚，生用，去皮，破八片 干姜三两，强人可四两

上三味，以水三升，煮取一升二合，去滓。分温再服。其脉即出者愈。面色赤者，加葱九茎；腹中痛者，去葱，加芍药二两；呕者，加生姜二两；咽痛者，去芍药，加桔梗一两；利止脉不出者，去桔梗，加人参二两。病皆与方相应者，乃服之。（《伤寒论》）

通脉四逆加猪胆汁汤 七七

即通脉四逆汤加猪胆汁。（《伤寒论》）

十画及以上

理中丸 七六，七七，七八，七九

大病瘥后，喜唾，久不了了，胸上有寒，当以丸药温之，宜理中丸。

人参 干姜 甘草炙 白术各三两

上四味，捣筛，炼蜜为丸，如鸡子黄许大。以沸汤数合，和一丸，研碎温服之，日三四，夜二服。腹中未热，益至三四

丸，然不及汤。(《伤寒论》)

理中汤　四三

汤法以四物依两数切，用水八升煮，取三升，去滓，温服一升，日三服。(《伤寒论》)

黄龙汤　三六

小柴胡汤去半夏、人参，加栝蒌实，名黄龙汤。

黄龙汤　八三

小柴胡汤去半夏，倍加人参、栝蒌根是也。

黄芩加半夏生姜汤　六九

若呕者，黄芩加半夏生姜汤主之。

黄芩二两　芍药二两　甘草二两，炙　大枣十二枚，擘　半夏半升，洗　生姜一两半，切

上六味，以水一斗，煮取三升，去滓。温服一升，日再夜一服。(《伤寒论》)

黄芩汤　六八

有太阳与少阳合病，必自下利，与黄芩汤。

黄芩三两　芍药二两　甘草二两，炙　大枣十二枚，擘

上四味，以水一斗，煮取三升，去滓。温服一升，日再夜一服。(《伤寒论》)

黄连阿胶汤　五三，五四

少阴病，得之二三日以上，心中烦，不得卧，黄连阿胶汤方之。方三

黄连四两　黄芩二两　芍药二两　鸡子黄二枚　阿胶三两。一云三挺

上五味，以水六升，先煮三物，取二升，去滓，内胶烊尽，小冷，内鸡子黄，搅令相得，温服七合，日三服。(《伤寒论》)

黄连阿胶汤　六九

黄连阿胶汤（一百四）　伤寒热毒入胃者，下利脓血。

黄连二两，去须，炒　栀子仁半两　阿胶炙，令燥　黄柏各一两。去粗皮，炙

上四味，粗捣筛，每服四钱匕，水一盏，煎七分，去滓不拘时温服。（《伤寒类证活人书》）

黄连阿胶散　六八

疗妊娠腹痛，下痢脓血不止。黄连阿胶散。

黄连八分　厚朴制　阿胶炙　当归各六分　艾叶　黄柏各四分　干姜五分

上为细末，空心，米饮调下方寸匕，日三服。（《妇人大全良方》）

黄连解毒汤　六八

黄连解毒汤（八十七）　治时疾三日已汗解，或因饮酒复剧，苦烦闷，干呕者，口燥，呻吟错语，不得卧。

黄连三分　黄柏半两　黄芩一两　栀子四枚，擘

上锉如麻豆大。每服五钱，水一盏半，煎取一汤盏，去滓服，未知再服，进粥，以此渐差。（《伤寒类证活人书》）

萎蕤汤　四五

萎蕤汤（四十五）　治风湿，兼疗冬温及春月中风伤寒，发热，头眩痛，喉咽干，舌强，胸内疼，痞满，腰背强。

萎蕤三分　石膏一两，杵碎　白薇半两　麻黄半两，汤泡，焙干，秤　川芎半两　葛根半两，生者可用二两，尤佳　大羌活去芦，半两　甘草炙，半两　杏仁去皮尖，双仁者，捶碎，半两　青木香一分，冬一两，始春用半两，炒

上锉如麻豆大，每服五钱，水一盏半，煎一盏，日三四服。

（《伤寒类证活人书》）

猪苓汤　六三，七一，七二

若脉浮发热，渴欲饮水，小便不利者，猪苓汤主之。

猪苓去皮　茯苓　泽泻　阿胶　滑石碎。各一两

上五味，以水四升，先煮四味，取二升，去滓，内阿胶烊消。温服七合，日三服。（《伤寒论》）

少阴病，下利六七日，咳而呕渴，心烦不得眠者，猪苓汤主之。（《伤寒论》）

猪肤汤　五三，五九

少阴病，下利，咽痛，胸满心烦，猪肤汤主之。

猪肤一斤

上一味，以水一斗，煮取五升，去滓，加白蜜一升，白粉五合，熬香，和令相得。温分六服。（《伤寒论》）

猪胆鸡子汤　七六

猪胆鸡子汤（四十四）　治伤寒五六日斑出者。

猪胆汁三合　鸡子一枚　苦酒三合

上三味，和合。煎三沸，强人尽服，羸人煎六七沸服，汗出即差。（《伤寒类证活人书》）

麻仁丸　七〇，七一

趺阳脉浮而涩，浮则胃气强，涩则小便数，浮涩相搏，大便则艰，其脾为约，麻子仁丸主之。

麻子仁二升　芍药半斤　枳实半斤，炙　大黄一斤，去皮　厚朴一尺，炙，去皮　杏仁一升，去皮尖，熬别作脂

上六味，蜜和丸如梧桐子大。饮服十丸，日三服，渐加，以知为度。（《伤寒论》）

麻黄升麻汤　三九，六六

方见本书《六经论治·足厥阴肝经》。（《伤寒论》）

麻黄加苍术汤　八二

麻黄加苍术汤（一百二十二）　治中湿。

麻黄一两半，去节，汤泡　甘草半两，炙　桂枝一两，去皮　苍术半两　杏仁三十五枚，去皮尖

上锉麻豆大。每服七钱，水一盏半，煎八分，温服。（《伤寒类证活人书》）

麻黄汤　十三，三一，四三，四六，四八，五六，八六

方见本书《六经论治·足太阳膀胱经》。（《伤寒论》）

麻黄杏仁甘草石膏汤　五八，五九

即麻杏石甘汤。发汗后不可更行桂枝汤，汗出而喘，无大热者，可与麻黄杏仁甘草石膏汤主之。

麻黄四两，去节　杏仁五十个，去皮尖　甘草二两，炙　石膏半斤，碎，绵裹

上四味，以水七升，煮麻黄，减二升，去上沫，内诸药，煮取二升，去滓。温服一升。（《伤寒论》）

麻黄杏仁薏苡甘草汤　八一，八二

病人一身尽疼，发热，日晡所剧者，此名风湿。此病伤于汗出当风，或久伤取冷所致也，可与麻黄杏仁薏苡甘草汤。

麻黄去节，半两，汤泡　甘草一两，炙　薏苡仁半两　杏仁十个，去皮尖，炒

上剉麻豆大，每服四钱匕，水盏半，煮八分，去滓，温服。有微汗，避风。（《金匮要略》）

麻黄连轺赤小豆汤　七三，七四

伤寒瘀热在里，身必黄，麻黄连轺赤小豆汤主之。

麻黄二两，去节　连轺二两　杏仁四十个，去皮尖　赤小豆一升
大枣十二枚，擘　生梓白皮切，一升　生姜二两，切　甘草二两，炙

上八味，以潦水一斗，先煮麻黄再沸，去上沫，内诸药，煮取三升，去滓。分温三服，半日服尽。（《伤寒论》）

麻黄附子甘草汤　三八

方见本书《六经论治·足少阴肾经》。（《伤寒论》）

麻黄附子细辛汤　三七，三八

方见本书《八经论治·足少阴肾经》。（《伤寒论》）

旋覆代赭石汤　六二

伤寒发汗，若吐若下，解后心下痞硬，噫气不除者，旋覆代赭石汤主之。

旋覆花三两　人参二两　生姜五两　代赭一两　甘草三两，炙　半夏半升，洗　大枣十二枚，擘

上七味，以水一斗，煮取六升，去滓，再煎取三升。温服一升，日三服。（《伤寒论》）

葛根加半夏汤　六九

太阳与阳明合病，不下利但呕者，葛根加半夏汤主之。

葛根四两　麻黄三两，去节　甘草二两，炙　芍药二两　桂枝二两，去皮　生姜二两，切　半夏半升，洗　大枣十二枚，擘

上八味，以水一斗，先煮葛根、麻黄，减二升，去白沫，内诸药，煮取三升，去滓。温服一升。覆取微似汗。（《伤寒论》）

葛根汤　四七，六八，六九

太阳病，项背强几几，无汗恶风者，葛根汤主之。

葛根四两　麻黄三两，去节　桂枝二两，去皮　生姜三两，切

甘草二两，炙　芍药二两　大枣十二枚，擘

上七味，以水一斗，先煮麻黄、葛根，减二升，去白沫，内诸药，煮取三升，去滓。温服一升。覆取微似汗，余如桂枝法将息及禁忌。诸汤皆仿此。(《伤寒论》)

葛根黄连黄芩汤　五八，五九

太阳病，桂枝证，医反下之，利遂不止，脉促者，表未解也，喘而汗出者，葛根黄连黄芩汤主之。

葛根半斤　甘草二两，炙　黄芩三两　黄连三两

上四味，以水八升，先煮葛根，减二升，内诸药，煮取二升，去滓。分温再服。(《伤寒论》)

葛根橘皮汤　七六

葛根橘皮汤(九十四)　疗冬温未即病，至春积寒所折，不得发，至夏得热，其寒解，冬温始发，肌肉斑烂，瘾疹如锦纹而咳，心闷，但呕吐青汁，服此汤即静。

葛根　橘皮　杏仁去皮尖，研炒　知母　黄芩　麻黄去节，汤泡　甘草各半两。炙

上锉如麻豆大。每服五钱，以水一大盏半，煎至一中盏，去滓温服。(《伤寒类证活人书》)

黑奴丸　七六

黑奴丸(二十)　时行热病，六七日未得汗，脉洪大或数，面赤目瞪，身体大热，烦躁，狂言欲走，大渴甚，又五六日以上不解，热在胸中，口噤不能言，为坏伤寒，医所不治，弃为死人。或人精魂已竭，心下才暖，发开其口，灌药下咽即活。兼治阳毒及发斑。

大黄二两　釜底煤研入　黄芩　芒硝　灶突墨研入　梁上尘小麦奴各一两　麻黄三两，去节，泡一二沸，焙干秤

上件，捣罗为细末，炼蜜为丸，如弹子大。以新汲水研下一丸。渴者，但与冷水尽足饮之，须臾当寒，寒即汗出便差。若日移五尺不汗，依前法服一丸，差即止，须微利。小麦奴，乃小麦未熟时，丛中不成麦，捻之成黑勃是也。无此亦得。此药须是病人大渴倍常，燥盛渴者，乃可与之。不渴若与之，翻为祸耳。(《伤寒类证活人书》)

犀角地黄汤　五六，五八

犀角地黄汤（八十六）　治伤寒及温病，应发汗而不发汗，内有瘀血，鼻衄吐血，面黄，大便黑，此方主消化瘀血。

芍药三分　生地黄半斤　牡丹皮去心，一两　犀角一两，屑，如无，以升麻代之

上锉如麻豆大。每服五钱匕，水一盏半，煎取一盏。有热如狂者，加黄芩二两；其人脉大来迟，腹不满，自言满者，为无热，更不用黄芩也。(《伤寒类证活人书》)

蜜煎　七○，七一

阳明病，自汗出，若发汗，小便自利者，此为津液内竭，虽硬不可攻之，当须自欲大便，宜蜜煎导而通之。

食蜜七合

上一味，于铜器内，微火煎，当须凝如饴状，搅之勿令焦着，欲可丸，并手捻作挺，令头锐，大如指，长二寸许，热时急作，冷则硬。以内谷道中，以手急抱，欲大便时乃去之。(《伤寒论》)

橘皮干姜汤　六二

橘皮干姜汤（九十）　治哕。

橘皮　通草　干姜炮　桂心各二两　人参一两　甘草二两，炙

上锉如麻豆大。每服四钱，水一盏，煎至六分，去滓温服，

日进三服。(《伤寒类证活人书》)

橘皮竹茹汤　六一

橘皮竹茹汤（五）　治哕逆。

橘皮二两　竹茹一升　甘草二两，炙　人参半两　半夏一两，汤洗

上锉如麻豆大。每服七钱，生姜六片、枣子一枚，以水二大盏，煎至一盏，去滓温服，日进三服。(《伤寒类证活人书》)

猳鼠粪汤　七八

猳鼠粪汤　治伤寒病后，男子阴易。

韭根一大把　猳鼠粪十四枚，鼠粪两头尖者是也

上二味，以水二升，煎取半升，去滓再煎三沸，温温尽服，必有黏汗出为效。未汗再作服。亦诸般劳复。(《伤寒类证活人书》)

猳鼠粪栀子豉汤　七九

又疗食不消，劳复脉实者，鼠屎栀子豉汤方。

豉二升，绵裹　猳鼠粪二十一枚　栀子七枚，擘　麻黄三两，去节

上四味，以水五升，煮取二升，每服七合，汗微出，日三服。(《外台秘要》)

总书目